普通高等教育"十二五"规划教材

医药学基础实验教程

邱丽颖　主编

杜　斌　副主编

化学工业出版社

·北京·

本实验教程由三章组成，第一章是解剖形态学基础实验，第二章是生理学基础实验，第三章是疾病学基础实验。在编写过程中，充分体现了基础—综合—创新实验教学体系，强调综合运用，拓展学生创新能力。

本书适用医药学专业学生使用。

图书在版编目（CIP）数据

医药学基础实验教程/邱丽颖主编 . —北京：化学工业出版社，2011.12
普通高等教育"十二五"规划教材
ISBN 978-7-122-12954-3

Ⅰ. 医⋯　Ⅱ. 邱⋯　Ⅲ. 医药学-实验-教材　Ⅳ. R-33

中国版本图书馆 CIP 数据核字（2011）第 249715 号

责任编辑：赵玉清　杨　宇　　　　　文字编辑：周　倜
责任校对：洪雅姝　　　　　　　　　装帧设计：关　飞

出版发行：化学工业出版社（北京市东城区青年湖南街 13 号　邮政编码 100011）
印　　装：大厂聚鑫印刷有限责任公司
787mm×1092mm　1/16　印张 6½　字数 137 千字　　2012 年 2 月北京第 1 版第 1 次印刷

购书咨询：010-64518888（传真：010-64519686）　　售后服务：010-64518899
网　　址：http://www.cip.com.cn
凡购买本书，如有缺损质量问题，本社销售中心负责调换。

定　　价：15.00 元

《医药学基础实验教程》
编写人员名单

主　　编：邱丽颖

副 主 编：杜　斌

参编人员（以姓氏拼音为序）：

程建青　储　敏　杜　斌

范红斌　邱丽颖

前　言

　　近年来，随着我国医药学教育教学改革的深入，实验教学的方案、体系也在拓宽。实验教学不仅仅是为了验证理论课知识，更重要的是提高学生综合运用能力，满足通识性人才、专业化人才和创新型人才培养的需要。同时，由于实验设备的更新，也要求我们进一步调整实验内容和实验方法，以适应社会对医药学专业人才的要求。为此，本实验教程正是为了适应变化和要求而编写。

　　本书是立足于我国医药学专业的现状，并结合实验室多年的实验教学经验和现有的仪器设备而编写的。

　　本实验教程由三章组成，第一章是解剖形态学基础实验，第二章是生理学基础实验，第三章是疾病学基础实验。在编写过程中，充分体现了基础—综合—创新实验教学体系，强调综合运用，拓展学生创新能力。

　　由于编写时间仓促，并限于我们的水平和经验，我们将在今后的实验教学中继续努力探索，不断积累经验。同时，也恳请各位同仁提出宝贵意见和建议，切盼赐教和指正。

邱丽颖　杜斌

2011 年 9 月于江南大学

目　录

绪　言

一、实验目的和要求

（一）目的

1. 初步掌握实验的基本操作技术，熟悉常用实验仪器的使用方法，了解获得人体解剖学和生理学知识的科学方法。

2. 验证和巩固生理学的基本概念和基本理论。

3. 培养学生树立严谨的科学态度和实事求是的科学作风。

4. 培养学生独立分析问题、解决问题的能力。

（二）要求

1. 实验前：仔细阅读实验指导，了解实验目的、要求、方法和步骤。复习有关理论知识。预测实验中各个步骤可能出现的情况。检查实验器材和药品是否齐全。

2. 实验中：爱护标本、模型，器材摆放力求整齐，认真循序操作，注意安全，严格遵守规章制度。耐心、细致地观察实验中出现的每个现象，准确、及时、客观地记录，在没有获得预期结果时，也应据实记录。尊重教师指导。节约药品和试剂，尽量减少对动物的不必要损伤。

3. 实验后：整理实验器材，关闭实验仪器电源。认真撰写实验报告，值日生值日，送回动物。

二、实验结果的整理和实验报告的写作

（一）实验结果的整理

实验结束以后应对原始记录进行整理和分析。凡属测量性质的结果，例如阈刺激、血压等数据，均应以正确的单位和数值定量。一般凡有曲线记录的实验，尽量用所记录的曲线来表示，并加以必要的正确的标注。标注内容一般包括：实验题目、实验动物或标本、重要参数、日期、实验者和指导教师。实验结果为便于分析，比较，可用表格形式表示。

（二）实验报告的写作

实验报告要求结构完整，条理分明，文字简练，书写工整，如实报告原始数据，一般包括下列内容。

1. 实验题目
2. 实验目的和原理
3. 实验仪器和材料，动物的种属、性别、体重、毛色
4. 实验步骤　当完全按照实验指导上的步骤进行时，不必重述。如果实验方法临时变更，或者由于操作技术方面的原因影响观察的可靠性时，应作简短说明。
5. 实验结果　是实验报告中最重要的部分。应随时将实验中观察到的现象用钢笔在记录本上记录，实验记录中如果出现错误，可在错误的文字上面划两道水平横线，并在旁边写上改正的文字，错误的地方不得涂抹，实验记录本不可撕页。实验告一段落后立即进行整理。不可凭记忆或搁置了长时间再作整理，否则易致遗漏或错误。实验报告上一般只列经过归纳、整理的结果。
6. 讨论和结论　实验结果的讨论是根据已知的理论知识对结果进行的解释和分析。要判断实验结果是否为预期的，如果出现非预期的结果，应该考虑和分析其可能的原因。实验结论是从实验数据归纳而得的概括性判断，也就是对本实验所能说明的问题、验证的概念或理论的简要总结，不必再在结论中重述具体结果，未获证据的理论不能写入结论。

三、实验室守则

1. 遵守学习纪律，准时到达实验室，必须穿白大衣并系紧衣扣和袖扣，实验时因故外出或早退应向教师请假。
2. 必须严肃认真地进行观察，严格遵守操作规程，提高实验动手能力。如实记录各种实验数据，养成独立思考习惯，努力提高自己分析问题能力。
3. 实验期间不得进行任何与实验无关的活动。
4. 保持实验室安静。
5. 实验室内各组仪器和器材各组自己使用，注意保管，实验结束后清洗干净，放还原处，经指导教师检查方可离开，如有破损，需填写破损单进行赔偿。
6. 实验中注意水、电的安全使用，并节约各种实验器材和药品。善于利用各种直观教具（包括各种教材图谱、挂教材图、标本、模型），帮助自己理解教材中的文字描述和辨认各种结构，并找出辨认的根据。
7. 实验后由值日生负责实验室清扫及动物尸体的处理。

（杜斌）

解剖形态学基础实验

实验一　上皮组织、结缔组织

一、目的要求

1. 明确什么是组织，理解上皮组织的重要性及一般形态结构特点。

2. 掌握各类上皮的主要分布部位及形态结构特点。了解腺上皮的形态结构及分类。

3. 明确结缔组织的一般结构特点，并与上皮组织进行比较。

4. 着重掌握疏松结缔组织各种细胞的形态结构和功能，三种纤维的光镜结构以及基质的成分和功能。

二、实验内容

(一) 单层柱状上皮　HE染色

【肉眼观察】本片为胆囊一侧壁之横切，呈细条状。

【低倍镜】可见黏膜形成许多分支的皱襞，上皮附于其表面。选择切面比较规则、细胞排列比较整齐的部位，移到视野中央，换高倍镜观察。

【高倍镜】可见上皮细胞呈柱状，核呈椭圆形，位于细胞的基部，其长轴与细胞的长轴相平行。

(二) 假复层纤毛柱状上皮　HE染色

【肉眼观察】本片为气管横切，呈圆圈状。

【低倍镜】在腔面找到上皮组织，选择结构典型的部位，移到视野中央，换高倍镜观察。

【高倍镜】可见上皮较单层柱状上皮厚，细胞核排成2~3层，但所有细胞的基底部都附在呈淡红色、均质的基膜上。上皮由四种细胞构成：①柱状细胞，呈柱状，数量多，顶端达上皮游离面，排列在上皮浅层，游离面上有排列紧密呈细丝状的纤毛；②梭形细胞，胞体呈梭形，核椭圆、居中，排在上皮的中层；③基细胞，呈锥形的小细胞，核圆，且近基底膜；④杯状细胞，在柱状细胞之间，呈小泡状，染成蓝色，核为三角形或扁平形，位于细胞基底部，染色深。

（三）复层扁平上皮　HE 染色

【肉眼观察】本片为食管横切，可见管壁内表面凹凸不平，紧靠腔面的一层紫蓝色深染细胞即复层扁平上皮。

【低倍镜】于表面找到上皮组织，可见上皮细胞由多层细胞组成，基底面呈波浪形，游离面较为平整。

【高倍镜】从上皮的基底层向表层观察。

① 基底细胞：呈低柱状，排成一层，细胞小，核椭圆形，排列紧密且染色较深。

② 中层细胞：呈多边形，排成数层，细胞大，核亦大而圆，位于细胞中央。

③ 表层细胞：逐渐变为扁平形，染色浅，核也相应变扁，且与上皮表面平行。

（四）疏松结缔组织铺片　活体注射台盼蓝、乙醛复红染色

【肉眼观察】本片为肠系膜铺片，成紫蓝色小块状。

【低倍镜】选择染色较浅、结构最清楚处观察。可见两种纤维相互交织成松网状，纤维之间散在着许多结缔组织细胞，纤维和细胞之间的空白处即为基质所在。

【高倍镜】进一步观察两种纤维和三种主要细胞的形态结构。

1. 胶原纤维：数量多，染淡红色，粗细不等，可有分支。

2. 弹性纤维：数量少，染紫蓝色，细而有分支，断端常卷曲。

3. 成纤维细胞：数量较多，由于细胞质染色浅而致细胞轮廓不清。核大，呈椭圆形，染色较浅，核内可见明显的核仁。

4. 巨噬细胞：形态不规则，核小而染色深，胞质内含有吞噬的粗细不等、分布不均的蓝色颗粒（台盼蓝颗粒）。

5. 肥大细胞：细胞呈圆形或椭圆形，核小而圆，染色较浅，胞质内含有大小不等、分布不均的深紫色异染性颗粒。

6. 脂肪细胞：多数成群分布，胞质呈空泡状，胞核偏于一侧。

三、实验报告

1. 选一部分结构，典型的单层柱状上皮绘到实验报告纸上并注字。

2. 选一部分结构，典型的复层扁平上皮绘到实验报告纸上并注字。

3. 绘疏松结缔组织铺片中的主要细胞和两种纤维的结构图并注字。

（程建青　杜斌）

实验二 血液、肌组织、神经组织

一、目的要求

1. 熟练掌握正常血细胞的形态、数量和机能。
2. 掌握骨骼肌、心肌的光镜结构，区别它们在纵切面及横切面上形态的不同。
3. 掌握脊髓前角运动神经元、有髓神经纤维的形态结构。

二、实验内容

（一）血涂片的观察

本标本主要是观察各种血细胞的形态、特征，需要使用油镜，用油镜前，必须先用低倍镜找到要观察的血细胞，然后换高倍镜，继而再换油镜。注意：油镜镜头上一般标有 $100\times$，在玻片上加一滴香柏油，调节粗螺旋，注意眼睛要从显微镜一侧进行观察，直至油镜与油接触，然后双眼看目镜，转动细螺旋，至物像清楚为止。

【低倍镜】可见视野内布满细胞，其中数量最多的是染成淡红色、没有细胞核的红细胞。其余染紫蓝色、有细胞核的细胞是白细胞，它们在血膜的两侧边缘数量最多，选择白细胞数量多的部位，仔细观察。

（1）红细胞：呈圆形，无核，胞质呈淡红色，周围染色深，中央染色浅。

（2）白细胞：凡是有细胞核的血细胞，均为白细胞，可根据细胞质有无特殊颗粒，以及颗粒的大小、分布，来区分各种类型的白细胞。

① 粒细胞：胞质中有许多特殊颗粒，因特殊颗粒的染色性质不同分为如下几类。

Ⅰ. 中性粒细胞：数量多，呈圆球形，核呈分叶状，一般为 2～5 叶，其中以 3 叶者较多，也可见杆状核，是较幼稚的细胞，胞质内含有细而均匀的淡紫红色颗粒。

Ⅱ. 嗜酸粒细胞：亦呈圆形，体积较中性粒细胞略大，细胞核常分为二叶，胞质内充满粗大的球形嗜酸性颗粒，颗粒染橘红色，大小不等，分布均匀。

Ⅲ. 嗜碱粒细胞：数量较少，不易找到，细胞呈圆形，较中性粒细胞略小，核不规则，染色浅，胞质内含有染成深紫蓝色的嗜碱性颗粒，颗粒大小不等，分布不均。

②无粒细胞

Ⅰ.淋巴细胞：体积大小不等，以小淋巴细胞最多。核圆形或椭圆形，一侧常有凹陷，核染色质浓密，呈块状，着色深，胞质少，染天蓝色。

Ⅱ.单核细胞：体积最大，呈圆形或椭圆形，核为肾形或马蹄形，染色质呈细网状，着色较浅，胞质较多，染灰蓝色。

（3）血小板：为形状不规则、染成深紫色的细小颗粒。血小板常三五成群位于血细胞之间。

（二）骨骼肌 HE染色

【肉眼观察】长条状的组织是纵切面，另一块为横切面。

【低倍镜】在纵切面上可分辨出一条条的肌纤维，注意肌纤维的形态、大小和核的位置。横切面上，骨骼肌纤维成圆形或多边形。核位于细胞边缘，紧贴于细胞膜内。

【高倍镜】在纵切面上，可见紧贴在肌膜的内面，有许多成长圆形的核纵形排列，主要与周围结缔组织的细胞核相区别。肌原纤维与肌纤维并行排列，可见明暗相间的横纹。在横切面上，肌纤维之间的少量结缔组织即为肌内膜，许多肌纤维聚集成肌束。

（三）心肌 HE染色

【肉眼观察】本片为心壁切片，肉眼观成长方形。

【低倍镜】全面观察切片的各部分，于心脏壁的中部找到心肌，区分心肌纤维的纵切面、横切面和斜切面。

【高倍镜】在纵切面上可见心肌纤维比骨骼肌纤维细，有分支互相连成网状，细胞核呈卵圆形，位于肌纤维中心，核周肌浆较多，着色浅，仔细观察，可见横过纤维、染色较深的线条即闰盘。心肌也有横纹，但不如骨骼肌明显。横断面上，心肌呈圆形或不规则形，大小近似，有的可见细胞呈圆形，位于中央，有的没有切到细胞核。肌丝束成点状，在周围成放射状排列，心肌纤维之间有少量结缔组织，其中含有丰富的毛细血管。

（四）神经元 HE染色

【肉眼观察】本片为脊髓横断面，成椭圆形，周围色浅者为白质，中央色深成蝴蝶形的为灰质，灰质中央有一小孔为中央管。

【低倍镜】从外向内观察可见包在脊髓表面的薄层结缔组织为软脊膜，移动切片，观察标本的中心，可见中央管有一层室管膜细胞覆盖，中央管的前后方分别有前正中裂、后正中沟将脊髓分为左右两半，在中央管周围为蝴蝶形的灰质，中央管的上、下方为灰质联合，灰质周围色浅的为白质，主要是有髓神经纤维，其髓鞘已被溶解。

以脊髓左侧为例，向后方突出的角为后角，向前方突出的角为前角，若切到脊髓胸段，还有明显的侧角。在前角内可见较大的多极神经元，在后角内可见较小的联络神经元。

【高倍镜】进一步观察脊髓前角运动神经元的形态特点并区别三种胶质细胞。脊髓前角运动神经元为多极神经元，体积较大，突起因切面关系不一定都切到，细胞核大、圆形、染色浅、核膜清楚，可见明显的核仁。注意勿将核误认为细胞，核仁误认为细胞核。细胞质内可见蓝紫色的斑块为尼氏体，又称嗜染质。在轴突及轴丘处无尼氏体，可与树突区别。

灰质内除了神经元和神经纤维外，还有大量的胶质细胞，在 HE 染色的切片中，仅能看到其细胞核，故只能以核的形态结构特点来区别三者：星形胶质细胞核最大，圆形且染色浅；少突胶质细胞的细胞核较小，圆形，染色深；小胶质细胞核最小，形态不规则，染色深。

（五）有髓神经纤维和神经　HE 染色

【肉眼观察】标本可见染色很浅的纵横两个断面。

1. 神经纤维的纵切面

【低倍镜】神经纤维为染色浅红的线条，仔细观察注意寻找郎飞结。

【高倍镜】神经纤维缩窄的部位为郎飞结，此处稍粗而染色略深的线条为轴索。轴索两侧较细而色浅的线条为神经膜，轴索与神经膜之间的空白处为髓鞘，髓鞘在制片过程中已被溶解。

2. 神经纤维的横切面

【低倍镜】神经纤维是许多圆形、中央有一原点的结构。

【高倍镜】对照纵切面，在横切面上找出神经膜、髓鞘、轴索诸结构。

3. 神经　神经是许多神经纤维及其周围的结缔组织、血管和淋巴管等一起形成的器官，除已观察的神经纤维以外，注意在低倍镜下区别以下三结构。

① 神经内膜：在神经纤维束内，为每条神经纤维周围极为菲薄的结缔组织。

② 神经束膜：神经内含多个神经纤维束（呈圆形），大小不等。神经纤维束表面的 1～2 层扁平细胞构成神经束膜。

③ 神经外膜：是包裹在神经表面的结缔组织。

三、实验报告

1. 绘各种血细胞的形态结构图并注字。

2. 绘高倍镜下骨骼肌纤维的纵、横切面图并注字。

3. 绘高倍镜下心肌纤维的纵、横切面图并注字。

4. 选一典型的脊髓前角运动神经元，在高倍镜下绘图并注明细胞核、核仁和尼氏体等。

5. 绘有髓神经纤维的纵、横切面图，并注明以下结构。

横切面：①轴索；②髓鞘；③神经膜；④神经内膜。

纵切面：①郎飞结；②轴索；③髓鞘；④神经膜。

（程建青　杜斌）

实验三　循环系统、消化系统

一、目的要求

1. 掌握中动脉及大动脉的特点。
2. 掌握消化管壁的一般结构特征。
3. 掌握肝实质的光镜结构。

二、实验内容

（一）中动脉与中静脉　HE染色

【肉眼观察】可见两个中空性器官，其中壁厚、腔规则的为中动脉，壁薄、腔不规则的为中静脉。

1. 中动脉

【低倍镜】先找到内、外弹性膜，区分三层结构，注意三层膜的厚度比例。

【高倍镜】

（1）内膜：薄，腔面为内皮，核凸向管腔，内皮下层很薄，呈亮粉红色波纹状结构为内弹性膜，是内膜、中膜的分界，在中动脉特别明显。

（2）中膜：较厚，由数十层环行平滑肌构成，肌纤维间有少量胶原纤维和弹性纤维。

（3）外膜：与中膜厚度相近，由结缔组织构成，近中膜处有不完整的外弹性膜。

2. 中静脉　与中动脉对比观察，其特点是：内膜很薄，内弹性膜不明显；中膜由几层稀疏的平滑肌构成；外膜较厚，由纵形平滑肌束和结缔组织构成。

（二）十二指肠　HE染色

【肉眼观察】本片为十二指肠的横断面，可见腔内的皱襞及表面的肠绒毛。

【低倍镜】分出肠壁的四层结构。

① 黏膜：肠绒毛成叶片状向肠腔内突出，有的肠绒毛在制片时已被

切断，因此，可见到肠绒毛的纵、横断面。上皮是单层柱状上皮，主要由柱状的吸收细胞和夹在柱状细胞之间的杯状细胞组成。上皮游离面可见一层透亮的淡红色结构即纹状缘。在绒毛里面的固有层中有分散的平滑肌细胞、毛细血管和中央乳糜管。绒毛基底部的上皮细胞向固有层内凹陷形成小肠腺，开口于绒毛之间，小肠腺主要有吸收细胞、杯状细胞，底部可见潘氏细胞，干细胞及内分泌细胞不易辨认。黏膜肌层为内环、外纵的平滑肌。

② 黏膜下层：为疏松的结缔组织，内含有十二指肠腺，腺细胞成立方形，胞质染色浅，核靠基底部，导管开口于肠腺底部。也可见黏膜下神经丛。

③ 肌层：为内环和外纵的平滑肌。

④ 外膜：大部分为纤维膜。

【高倍镜】重点观察绒毛及十二指肠腺的结构。

（三）空肠　HE 染色

在镜下与十二指肠和回肠进行区别性观察。

（四）回肠　HE 染色

【肉眼观察】肠腔内可见皱襞及绒毛，也见在近腔面管壁上颜色较深、聚集的淋巴小结。

【低倍镜】在肉眼观察颜色较深处，见淋巴小结聚集在一起，即集合淋巴小结。在此处黏膜肌层不完整。

【高倍镜】杯状细胞在单层柱状上皮和肠腺内较其他两段小肠为多。

（五）猪肝　HE 染色

【低倍镜】肝实质被结缔组织分成多边形的小叶，称肝小叶。猪肝小叶间的结缔组织较多，所以肝小叶的界限比较清楚。在肝小叶中央可看到管壁不完整的中央静脉。以中央静脉为中心作放射状排列成索状结构的为肝索，其间为肝血窦。肝小叶之间的门管区内可见如下三种管道。

① 小叶间动脉：同其他动脉的结构特点。

② 小叶间静脉：管腔较大而不规则，壁很薄。

③ 小叶间胆管：管壁由单层立方或低柱状上皮细胞构成。

【高倍镜】肝细胞索由肝细胞组成，从小叶中央向四周成放射状排列，它们互相连续成网，肝细胞较大，为多边形，核圆形，居中，可见有双核细胞。肝血窦在肝细胞索间，形状不规则，以放射状集中于中央静脉，肝血窦壁由内皮细胞组成。肝巨噬细胞在 HE 染色的切片中不易辨认。

三、实验报告

1. 绘中动脉管壁结构，并注明名称。
2. 绘出十二指肠黏膜及黏膜下层的结构。
3. 绘一肝小叶及汇管区并注字。

（程建青　杜斌）

实验四　呼吸系统、泌尿系统、免疫系统

一、目的要求

1. 掌握肺内各级支气管及肺泡的形态结构特点及其变化规律。
2. 掌握肾脏的组织结构特点及肾小体近端小管和远端小管的超微结构。
3. 掌握淋巴结和脾的结构。

二、实验内容

(一) 肺　HE 染色

【肉眼观察】肺断面呈海绵状，其中较大的空腔为支气管和小血管的断面。

【低倍镜】区分肺内各级支气管及呼吸部各段。

1. 肺导气部

(1) 叶支气管、小支气管：管腔大，上皮为假复层纤毛柱状，含有杯状细胞。固有层薄，其外有分散的环行平滑肌。黏膜下层含混合腺。外膜结缔组织中有透明软骨片，并可见小血管，为支气管动、静脉的分支。

(2) 细支气管：管腔较小，单层纤毛柱状上皮，杯状细胞及黏膜下层的混合腺减少，外膜中的软骨片消失，平滑肌相对增多。

(3) 终末细支气管：为单层柱状上皮，杯状细胞、腺体均消失，平滑肌形成完整的环行。

2. 肺呼吸部

(1) 呼吸性细支气管：管壁不完整，其上有少量肺泡开口，上皮为单层柱状或立方上皮，外有少量平滑肌束和结缔组织。

(2) 肺泡管：管壁极不完整，其上有大量肺泡开口，相邻肺泡开口之间即肺泡隔末端呈结节状膨大，上皮为单层立方或扁平。

(3) 肺泡囊：为几个肺泡共同开口处，无自身的管壁结构。肺泡隔末端无结节状膨大。

(4) 肺泡：切片中所见囊泡即肺泡，相邻肺泡之间的结构为肺泡隔。

【高倍镜】进一步观察上述诸结构，并注意肺泡隔或肺泡腔内吞有尘粒的尘细胞。

（二）肾　HE 染色

【肉眼观察】此标本为一个肾叶的切片，染色较深的部分为皮质，染色较浅的部分为髓质。

【低倍镜】表面为薄层结缔组织被膜，皮质内圆球形的结构为肾小体，含肾小体的部位是皮质迷路，其间有一些纵断直行肾小管的部位为髓放线。髓质位于皮质深层，主要由纵行的肾小管和集合小管构成。

【高倍镜】

1. 皮质　重点观察肾小体、近端和远端小管曲部。

（1）肾小体：由血管球和肾小囊构成，血管球是位于中央的一团毛细血管，肾小囊包绕着血管球，分脏、壁两层。其外周的单层扁平上皮构成壁层，脏层与毛细血管紧密相贴不易分清，两层之间的空隙为肾小囊腔。肾小体的一端有血管出入，为肾小体的血管极。与此相对的一端，壁层上皮变高移行为近端小管曲部，为肾小体的尿极。由于切面关系，尿极在切片中不易看到。

（2）近端小管曲部：位于肾小体附近，管腔小而不规则，管壁由单层锥体形细胞构成，细胞胞质染成深红色，界限不清，核圆形，位于细胞基部，分布稀疏。

（3）远端小管曲部：与近端小管比较，管腔大，管壁薄，由单层立方上皮构成，细胞胞质染色较浅，界限较清楚，核圆形，位于细胞中央或近腔面，排列较密集。

（4）球旁复合体：位于肾小体血管极，包括球旁细胞、致密斑和球外系膜细胞。致密斑是远端小管靠近血管极侧上皮增高、细胞核排列紧密形成，可先在低倍镜下找到比较典型的，再换高倍镜观察。其余二者难以分辨。

2. 髓质

（1）细段：管径细，由单层扁平细胞组成，胞质呈浅红色，核卵圆，略向腔内突出（注意应与毛细血管相区别）。

（2）集合小管：管腔较大，管壁由单层立方或柱状上皮构成。细胞界限清楚，胞质染色较浅。

（三）淋巴结　HE 染色

【肉眼观察】本片取自狗的颈部淋巴结。标本呈长椭圆形，表面为染成红色的结缔组织被膜，淋巴结实质分为皮质和髓质两部分。外周呈紫蓝色者为皮质，中央色浅者为髓质，一侧凹陷称为淋巴结门部。

【低倍镜】

① 被膜：由致密结缔组织构成，有的标本可见腔大而不规则、壁薄、带有瓣膜的输入淋巴管。被膜伸入实质形成小梁网，被膜表面可见脂肪和结缔组织，可能因取材时未剥离净。

② 皮质：位于被膜下方，由浅皮质、深皮质和皮质淋巴窦三部分构成。浅皮质由薄层弥散淋巴组织及淋巴小结组成，淋巴小结为深紫色、排列整齐的圆形结构，顶部及周围有一层密集的小淋巴细胞，着色较深，称为小结帽，中央着色较浅称为生发中心，可分为暗区和明区两部分，暗区位于生发中心的基部，由许多着色较深的大淋巴细胞组成，明区位于生发中心的外侧，由中淋巴细胞组成。皮质深层的弥散淋巴组织为深皮质（胸腺依赖区）。被膜与淋巴小结之间以及淋巴小结与小梁之间的腔隙为皮质淋巴窦，窦内由星状的网状细胞和淋巴细胞等充填。

③ 髓质：由髓索及其间的髓窦构成。髓索是相互连接的索状淋巴组织，中央可见毛细血管后微静脉；髓窦与皮质淋巴窦结构相同，但较宽大。

④ 门部：在疏松结缔组织内可见血管以及形态不规则的输出淋巴管。

【高倍镜】进一步观察皮质和髓质的微细结构。深皮质内可见高内皮的毛细血管后微静脉；淋巴窦壁由扁平内皮围成，内皮外为一层扁平的网状细胞；窦腔中有染色浅红的网状细胞构成支架，网眼中有大、中、小淋巴细胞和巨噬细胞；髓质中还可见腔内充满红细胞的血管断面。

（四）脾　HE染色

【肉眼观察】本片取自动物脾。标本呈椭圆形，染色不均匀，散在呈深紫蓝色小点者为白髓，红色部分为红髓。

【低倍镜】

① 被膜：较厚，由致密结缔组织构成，表面覆以间皮，内含散在平滑肌，被膜伸入实质形成小梁，小梁中可见平滑肌的纵、横切面以及血管的断面。

② 白髓：白髓为紫蓝色，主要由淋巴细胞密集的淋巴组织构成，分为动脉周围淋巴鞘和淋巴小结两部分。其中的小动脉为中央动脉，紧紧包绕中央动脉的较密集的淋巴组织为动脉周围淋巴鞘，此区相当于淋巴结内的副皮质区。在鞘的一侧常常有淋巴小结，称脾小体，其结构与淋巴结的淋巴小结相同，发育较大的淋巴小结也可见生发中心，帽部朝向红髓。

③ 边缘区：位于白髓和红髓交界处，该区的淋巴细胞较白髓稀疏，但较脾索密集，并混有少量红细胞。

④ 红髓：位于被膜下、小梁周围、边缘区外侧及白髓之间，由脾索和脾血窦构成。

【高倍镜】详细观察脾的微细结构。

① 被膜：表面有一层间皮覆盖，被膜及小梁内的平滑肌断面更为清楚。

② 中央动脉：是脾的结构特征，围绕在动脉周围的厚层弥散淋巴组织称动脉周围淋巴鞘。

③ 红髓：脾索为富含血细胞的索状淋巴组织，在血窦之间相互连接成网，以网状组织为支架，内含淋巴细胞、浆细胞、巨噬细胞及各种血细胞，

但红细胞较少。脾索间的腔隙为脾血窦，形态不规则。在血窦的横切面上，可见杆状内皮细胞沿血窦壁呈点状排列，胞核突向窦腔，腔内含有各种血细胞。

三、实验报告

1. 绘部分结构典型的肺导气部和呼吸部并注字。
2. 绘肾小球的结构并注字。
3. 绘淋巴结皮质、髓质的形态结构并注字。

（程建青　杜斌）

实验五 骨学总论、躯干骨、颅骨

一、目的要求

掌握骨的形态、构造和功能。掌握躯干骨的组成和功能。掌握椎骨的一般形态和各部椎骨的特征。掌握肋骨的一般形态、结构。掌握胸骨的基本形态结构、胸骨角的特征和意义。掌握躯干骨的骨性标志。掌握脑颅诸骨的位置和分部。掌握颅的顶面观、侧面观的形态结构。掌握眶、骨性鼻腔的位置和结构。掌握颅底内面观的主要结构。掌握颅骨的骨性标志。

二、标本

全身骨架标本、剖面的长骨标本、带骨膜标本、煅烧骨标本、去钙骨标本。一般颈椎、寰椎、枢椎、胸椎、腰椎、骶骨、肋骨、胸骨标本。分离颅骨、整体颅骨。

三、标本观察

1. 全身骨架标本　分清长骨、扁骨及不规则骨，骨的分布。
2. 剖面的长骨标本　表面的骨密质、深面的骨松质和骨小梁、骨髓腔。
3. 带骨膜标本　观察骨膜。
4. 煅烧骨标本和去钙骨标本　有机物示无机物特性。
5. 椎骨的一般特征　前方为椎体，后方为椎弓，椎体和椎弓围成椎孔，椎孔相连成椎管。椎弓包括椎弓根、椎弓板和突起。椎弓根上、下方分别有椎骨上、下切迹，相邻两椎骨的切迹围成椎间孔。椎弓上伸出 7 个突起：向两侧为横突一对、向后方为棘突一个、向上为上关节突一对、向下为下关节突一对。
6. 颈椎

一般颈椎标本：横突孔、2～6 颈椎棘突短而末端分叉、关节突关节面近似水平位、横突末端有前后结节。

寰椎：无椎体、无棘突、无关节突；有前弓、齿突凹、前结节、后弓、后结节、侧块、上关节凹、下关节面、椎动脉沟。

枢椎：齿突、上关节面。

隆椎：棘突长。

7. 胸椎　上肋凹、下肋凹、肋突肋凹、棘突向后下倾斜，关节突关节面近似冠状位。

8. 腰椎　椎体大、棘突呈板状向后、关节突关节面近似矢状位、副突、乳突。

9. 骶骨　前面：4 对骶前孔、4 条横线、岬。侧面：耳状面、骶粗隆。背面：骶后孔、骶正中嵴、骶内侧嵴、骶外侧嵴、骶角、骶管裂孔、骶管。

10. 肋骨　肋骨的一般形态，由后向前为肋头、肋颈、肋结节、肋角、肋体、内面下缘有肋沟。

第一肋骨无肋角、无肋沟、上下扁宽而短，有锁骨下动、静脉沟和前斜角肌结节。第十一、十二肋骨无肋结节、无肋颈、无肋角。

11. 胸骨　可分为柄、体和剑突三部分。胸骨柄上宽下窄，有颈静脉切迹、锁切迹、第一肋切迹。胸骨体呈长方形，有第二至七肋切迹；剑突薄而细长，形态变化较大，下端游离。躯干骨的骨性标志：第六颈椎横突前结节、第七颈椎棘突、尾骨尖、骶骨角、颈静脉切迹、胸骨角、剑突。

12. 额骨　额鳞、额结节、额嵴、上矢状窦沟、颞面。眶部：眉弓、眉间、眶上缘、眶上孔（眶上切迹）、泪线窝、额窦（眉弓深方）、颧突。鼻部：鼻棘。

13. 顶骨　四边形，顶结节、颗粒凹、血管压迹。

14. 枕骨　位颅的后下部，呈杓状。前下部有枕骨大孔。枕骨借此孔分为 4 部，前为基底部，后为枕鳞，两侧为侧部。

15. 颞骨　鳞部：脑回压迹、脑膜中动脉沟、颧突、关节结节、下颌窝。鼓部：前、下、后围外耳道。乳突部：乳突、乙状窦沟。岩部：弓状隆起、鼓室盖、三叉神经压迹、内耳门、颈动脉管外口、颈静脉窝、茎突、茎乳孔。

16. 蝶骨　蝶骨体：蝶鞍、垂体窝、中床突、后床突、颈动脉沟、蝶窦。蝶骨大翼：圆孔、卵圆孔、棘孔、颞面、眶面、脑面。蝶骨小翼：眶面、前床突、视神经管、视交叉沟、眶上裂。翼突：翼突内侧板、翼突外侧板、翼管。

17. 筛骨　上面：鸡冠、筛板、筛孔。垂直板。迷路：筛小房，上鼻甲、中鼻甲、眶板。

18. 下颌骨　体：下颌底、下牙槽、颏隆凸、颏孔、颏棘。下颌支：髁突下颌头、下颌颈、冠突、下颌切迹、下颌角、咬肌粗隆、翼肌粗隆、下颌孔。

19. 舌骨　舌骨体、舌骨大角、舌骨小角。

20. 上颌骨　上颌骨体：上颌窦、眶下孔、尖牙窝、上颌结节、上牙槽、鼻切迹、眶下沟、眶下管、泪沟、上颌窦裂口、切牙管。上颌骨突起：额突、颧突、牙槽突、腭突。

21. 腭骨　水平板、垂直板、眶突、蝶突、蝶腭切迹。

22. 鼻骨、泪骨、下鼻甲、颧骨、犁骨。

23. 顶面观　冠状缝、矢状缝、人字缝、顶结节。

24. 后面观　枕外隆凸、上顶线、乳突、茎突、下颌角。

25. 侧面观　颧弓、颞窝、颞下窝、颞线、翼点、翼上颌裂、翼腭窝。

26. 前面观　眉弓、眉间、眶和骨性鼻腔。

眶：分一对四菱锥形的深腔，可分底、尖、上、下、内侧、外侧6个部分。眶底有眶上孔（眶上切迹）、眶下孔。眶尖有视神经管。上壁有泪腺窝。内侧壁有鼻泪管。下壁有眶下裂、眶下沟、眶下管。外侧壁有眶上裂。

骨性鼻腔：顶为筛板。底为骨腭、切牙管。内侧壁为鼻中隔、犁骨垂直板、腭骨垂直板。

外侧壁为上鼻甲、中鼻甲、下鼻甲、上鼻道、中鼻道、下鼻道、蝶筛隐窝、蝶腭孔。前界：梨状孔。后界：鼻后孔。鼻旁窦：额窦位于眉弓深面，开口于中鼻道前部；蝶窦位于蝶骨体内，开口于蝶筛隐窝；筛窦位于筛骨迷路内，分三群，前群和中群开口于中鼻道，后群开口于上鼻道；上颌窦位于上颌骨体内，开口于中鼻道。

27. 颅底内面观

颅前窝：由前到后有额嵴、盲孔、鸡冠。两侧为筛板、筛孔。

颅中窝：视神经管、交叉前沟、眶上裂、垂体窝、前床突、鞍背、后床突、颈动脉沟、圆孔、卵圆孔、棘孔、脑膜中动脉沟、三叉神经压迹、鼓室盖、弓状隆起、破裂孔、颈动脉管内口。

颅后窝：枕骨大孔、斜坡、舌下神经管内口、枕内粗隆、枕内嵴、小脑窝、横窦沟、乙状窦沟、颈静脉孔、内耳门。

28. 颅底外面观　牙槽弓、切牙孔、骨腭、腭中缝、腭大孔、犁骨、鼻后孔、翼突内侧板、翼突外侧板、卵圆孔、棘孔、破裂孔、茎突、茎乳孔、颈动脉管外口、颈静脉孔、枕骨大孔、咽结节、枕骨髁、髁管、舌下神经管外口、下颌窝、关节结节。

29. 新生儿颅　有骨缝、前囟、后囟等形态结构。特点是脑颅大、面颅小。

（范红斌　杜斌）

实验六 四 肢 骨

一、目的要求

掌握肱骨、前臂骨的形态、位置和主要结构。掌握腕骨的排列顺序。掌握上肢骨的骨性标志。掌握髋骨的位置、形态和各部的主要结构。掌握股骨的位置、形成和结构。掌握髌骨的位置，小腿的位置、形态和结构。掌握各跗骨的位置关系。掌握下肢骨的骨性标志。

二、标本

全身骨架标本；锁骨、肩胛骨、肱骨、桡骨、尺骨、手骨标本；髋骨、股骨、髌骨、胫骨、腓骨、足骨标本。

三、标本观察

1. 锁骨　有胸骨端和肩峰端。其内 2/3 凸向前、外 1/3 凸向后。上面光滑，下面粗糙。

2. 肩胛骨　肩胛下窝、肩胛冈、肩峰、冈上窝、冈下窝、冈盂切迹、上角、下角、外侧角、关节盂、盂上结节、盂下结节、上缘、肩胛上切迹、喙突、脊柱缘、腋缘。

3. 肱骨　上端：肱骨头、解剖颈、大结节、大结节嵴、小结节、小结节嵴、结节间沟、外科颈。体：三角肌粗隆、桡神经沟。下端：内上髁、外上髁、肱骨小头、肱骨滑车、鹰嘴窝、冠突窝、桡骨窝、尺神经沟。

4. 桡骨　上端：桡骨头、环状关节面、桡骨头凹、桡骨颈、桡骨粗隆。体：骨间缘。下端：前凹后凸、桡骨茎突、尺切迹、腕关节面。

5. 尺骨　上端：鹰嘴、冠突、滑车切迹、桡切迹、尺骨粗隆。体：骨间缘。下端：尺骨头、环状关节面、尺骨茎突。

6. 手骨　包括腕骨、掌骨和指骨。腕骨的近侧列由桡侧向尺侧依次为手舟骨、月骨、三角骨、豌豆骨；远侧列由桡侧向尺侧依次为大多角骨、小多角骨、头状骨、钩骨。掌骨由掌骨底、掌骨体和掌骨头组成。指骨由近节指骨、中节指骨、远节指骨组成。

上肢骨的骨性标志：锁骨、肩峰、肩胛骨上角、肩胛骨下角、肩胛骨喙突、肱骨大结节、肱骨内上髁、肱骨外上髁、鹰嘴、尺骨茎突、桡骨头、桡骨茎突、手舟骨、豌豆骨。

7. 髋骨　髋臼、月状面、髋臼切迹、髋臼窝、闭孔、闭孔沟。

髂骨：髂骨体占髋臼的上 2/5、髂骨翼、髂嵴、髂前上棘、髂结节、髂后上棘、髂前下棘、髂后下棘、髂窝、耳状面、髂粗隆、弓状线。

坐骨：坐骨体占髋臼的后下 2/5、坐骨结节、坐骨棘、坐骨大切迹、坐骨小切迹、坐骨支。

耻骨：耻骨体占髋臼的前下 1/5、耻骨上支、髂耻粗隆、耻骨梳、耻骨结节、耻骨嵴、耻骨联合面、耻骨下支。

8. 股骨　上端：股骨头、股骨头凹、股骨颈、大转子、小转子、转子间线、转子间嵴。体：股骨粗线、耻骨肌线、臀肌粗隆。下端：股骨内外侧髁、股骨外侧髁、髁间窝、髌面、股骨内上髁、收肌结节、股骨外上髁。

9. 髌骨　人体最大的籽骨，上宽下尖、前面粗糙、后面光滑。

10. 胫骨　上端：胫骨内侧髁、胫骨外侧髁、髁间隆起、腓关节面、胫骨粗隆。体：比目鱼肌线、骨间缘。下端：内踝、腓切迹。

11. 腓骨　上端：腓骨头、腓骨颈。体：骨间缘。下端：外踝、外踝窝。

12. 足骨　包括跗骨、跖骨和趾骨。跗骨近侧列为距骨、跟骨、足舟骨；远侧列由内到外为内侧楔骨、中间楔骨、外侧楔骨、骰骨。跖骨由跖骨底、跖骨体、跖骨头组成。

（杜斌　范红斌）

实验七 关节学

一、目的要求

掌握椎间盘的形态、结构、功能及其临床意义。掌握前、后纵韧带和黄韧带的位置和功能。掌握脊柱整体观的形态与机能的特点。掌握胸廓的组成、形态和运动。掌握下颌关节的形态、结构和运动。掌握肩关节的形态、结构和功能。掌握肘关节的组成、形态和结构。掌握桡腕关节的形态、结构和运动。掌握骶髂关节的形态结构。掌握髋骨与骶骨之间的韧带连接及形成的孔。掌握髋关节、膝关节、距小腿关节形态、结构和功能。掌握足内翻、足外翻的形式。掌握足弓的形态、组成和功能意义。

二、标本

椎骨间连接标本、腰椎矢状切面标本、脊柱标本、胸廓标本、下颌关节标本。胸锁关节标本、肩关节整体标本、肩关节打开标本、肘关节整体标本、肘关节打开标本、前臂骨间膜标本、腕关节及手的切面标本。骨盆标本、整体髋关节标本、髋关节打开的标本、整体膝关节标本、膝关节打开的标本、踝关节及足的连接标本。

三、标本观察

1. **椎骨间连接标本** 断面上见椎间盘、纤维环、髓核。整体上见前纵韧带、后纵韧带。矢状切面上见椎间盘、纤维环、髓核、棘上韧带、棘间韧带、黄韧带、横突间韧带、关节突关节。

2. **脊柱标本** 前面观：椎体向下逐渐增大，椎间盘增厚。后面观：各部椎骨棘突特点。侧面观：颈曲、胸曲、腰曲、骶曲四个生理弯曲。

3. **胸廓** 肋软骨、肋弓、胸骨下角、胸肋关节。胸廓上口的组成：胸骨柄上缘、第一肋、第一胸椎。胸廓下口的组成：剑突、肋弓、第十一肋前端、第十二肋前端、第十二肋下缘、第十二胸椎。

4. **胸锁关节标本** 胸锁关节组成、关节盘、关节腔。

5. **肩关节整体标本** 关节囊松弛、肱二头肌腱、喙肩韧带、喙肱韧带。喙肩韧带与喙突、肩峰共同构成喙肩弓。

6. **肩关节打开标本** 肩关节的组成、关节头大、关节盂小、肱二头肌腱、关节唇。

7. 肘关节整体　关节囊松弛、桡侧副韧带、尺侧副韧带、前臂骨间膜。

8. 肘关节打开　肘关节组成、各关节的关节面、肱桡关节、肱尺关节、桡尺近侧关节、桡骨头环状韧带。

9. 腕关节及手的切面标本　腕关节组成、尺骨下端的关节盘、腕骨间关节、腕掌关节、拇指腕掌关节、掌骨间关节、掌指关节、指关节、腕横韧带、腕管。

10. 骨盆标本　骶髂关节、耻骨联合、骶棘韧带、骶结节韧带、大骨盆、小骨盆、耻骨下角、骨盆腔。骨盆界线（骨盆腔上口）由骶岬、弓状线、耻骨梳、耻骨结节、耻骨联合上缘组成。骨盆腔下口由耻骨联合下缘、耻骨下支、坐骨支、坐骨结节、骶结节韧带、尾骨尖组成。

11. 整体髋关节标本　骶髂关节、耻骨联合、骶棘韧带、骶结节韧带、闭孔膜、闭膜管。髋关节囊厚而坚韧，根据前后包股骨颈不同，有髂股韧带、耻骨韧带、坐骨韧带。

12. 打开的髋关节标本　髋关节组成、关节唇、月状面、髋臼横韧带、股骨头韧带。

13. 整体膝关节标本　关节囊松弛，前有髌韧带，内侧有胫侧副韧带，外侧有腓侧副韧带，后有腘斜韧带、胫腓关节、小腿骨间膜。

14. 膝关节打开标本　膝关节组成、内侧半月板、外侧半月板、前交叉韧带、后交叉韧带、髌上囊、翼状襞。

15. 踝关节标本　踝关节组成、关节面特点、三角韧带、距腓前韧带、距腓后韧带、跟腓韧带。

16. 足的连接标本　跗骨间连接、跗跖关节、跖趾关节、趾关节、足底长韧带、分歧韧带、足弓。

（杜斌　范红斌）

实验八　肌　学

一、目的要求

掌握骨骼肌的功能、形态、分布、命名。

二、标本

全身肌肉标本（浅层、深层）。

三、标本观察

1. 全身肌肉标本　骨骼肌形态和分布、肌腹与肌腱的形态。

2. 咀嚼肌标本　咬肌：起于颧弓下缘，止于咬肌粗隆。

3. 颈部浅层肌标本　颈阔肌、胸锁乳突肌的位置、起点、止点、功能。

4. 颈部深层肌　前斜角肌、中斜角肌、后斜角肌、斜角肌间隙。

5. 背浅层肌肉　斜方肌、背阔肌、肩胛提肌、菱形肌的位置、起点、止点、功能。

6. 竖脊肌　起于骶骨及髂嵴背面，止于椎骨肋骨及乳突。

7. 胸肌标本　胸大肌、胸小肌、前锯肌、肋间内肌、肋间外肌的位置、起点、止点、功能。

8. 膈　肌性部、肋部、胸骨部、左右膈脚、中心腱、主动脉裂孔、食管裂孔、腔静脉裂孔。

9. 腹前外侧群肌　腹外斜肌、腹内斜肌、腹横肌的位置、纤维方向、起点、止点、功能。皮下环、腹股沟韧带、腹直肌及鞘、白线。

10. 腹后群肌标本　腰方肌、腰大肌。

11. 观察腹直肌鞘和腹股沟管标本。

12. 上肢带肌标本　三角肌、冈上肌、冈下肌的位置、起点、止点、功能。

13. 臂肌标本　前群：肱二头肌的位置、起点、止点、功能。后群：肱头三肌的位置、起点、止点、功能。

14. 前臂前群肌标本　第一层：由桡侧到尺侧依次为肱桡肌、旋前圆肌、桡侧腕屈肌、掌长肌、尺侧腕伸肌；第二层：指浅屈肌；第三层：拇长屈肌、指深屈肌；第四层：旋前方肌。以上各肌的排列位置、起点、止点、功能。

15. 前臂后群肌标本　浅层由桡侧到尺侧依次为：桡侧腕长伸肌、桡侧腕短伸肌、指伸肌、小指伸肌、尺侧腕伸肌；深层由桡侧到尺侧依次为：旋后肌、拇长展肌、拇短伸肌、拇长伸肌、示指伸肌。以上各肌的排列位置、起点、止点、功能。

16. 手肌标本　外侧群（鱼际肌）：拇短展肌、拇短屈肌、拇指对掌肌、拇收肌。内侧群（小鱼际肌）：小指展肌、小指短屈肌、小指对掌肌。中间群：第一蚓状肌、第二蚓状肌、第三蚓状肌、第四蚓状肌、骨间掌侧肌、骨间背侧肌。以上各肌的排列位置、功能。

17. 髋肌标本　前群：髂腰肌、阔筋膜张肌。后群：浅层为臀大肌；中层为臀中肌、梨状肌、闭孔内肌、股方肌；深层为臀小肌、闭孔外肌。以上各肌的排列位置、起点、止点、功能。

18. 大腿肌标本　前群：缝匠肌、股四头肌（股内侧肌、股外侧肌、股中间肌、股直肌）、股三角。内侧群：浅层为耻骨肌、长收肌、股薄肌；深层为短收肌、大收肌、大收肌腱裂孔。后群：股二头肌、半膜肌、半腱肌。以上各肌的排列位置、起点、止点、功能。

19. 小腿肌标本　前群：由内向外排列为胫骨前肌、拇长伸肌、趾长伸肌、第三腓骨肌。外侧群：腓骨长肌、腓骨短肌。后群：浅层的小腿三头肌（腓肠肌、比目鱼肌）；深层的趾长屈肌、胫骨后肌、拇长屈肌。以上各肌的排列位置、起点、止点、功能。

20. 足肌　足底内侧群肌、足底外侧群肌、中间群肌、足底方肌。

（杜斌　范红斌）

实验九　消化系统、呼吸系统

一、目的要求

掌握口腔的分部及其界限。掌握腭扁桃体的位置和机能。掌握舌的形态和黏膜。掌握颏舌肌的起止、位置和作用。掌握乳牙和恒牙的牙式、名称和出换牙时间，牙的形态和构造。掌握口腔腺（腮腺、下颌下腺和舌下腺）的位置、形态和腺管的开口部位。掌握咽的形态、位置、分部和交通。掌握食管的形态、位置，食管的狭窄。掌握胃的形态、位置、分部及胃壁的构造。掌握小肠的分部。掌握十二指肠的形态、位置及各部的构造。掌握大肠的分部及结构特点。掌握盲肠和阑尾的位置、形态、结构及阑尾根部的体表投影。掌握结肠的分部及各部的位置。掌握直肠和肛管的形态、位置和构造。掌握肝的形态和位置、体表投影。掌握胆囊的形态、位置、机能及胆囊的体表投影。掌握输胆管道的组成、胆总管及胰管的汇合和开口部位。掌握胰的形态和位置。掌握鼻腔的分部及各部的形态结构。掌握鼻旁窦的位置、开口、各窦的形态特点。掌握喉的位置、主要体表标志。掌握喉腔和形态结构。掌握气管的位置、毗邻。掌握左、右主支气管的区别及其临床意义。掌握肺的形态、位置和分叶。掌握肺的体表投影。掌握胸膜和胸膜腔的概念。掌握胸膜的分部及胸膜窦。掌握胸膜的体表投影。掌握纵隔的概念、纵隔的分布及主要组成器官。

二、模型

口腔和鼻腔及咽腔的矢状切面模型、牙的模型、胃模型、十二指肠和胰腺及肝外胆道模型、直肠和肛管模型、肝外形模型、肝内管道模型、喉软骨模型、喉剖面模型、喉肌模型、支气管和肺模型、纵隔模型。

三、标本

显示消化系统全貌标本、口腔和鼻腔及咽腔的矢状切面标本、游离舌标本、唾液腺标本、全部牙标本、牙剖面标本、咽的后面观标本、游离胃标本、十二指肠和胰腺及肝外胆道标本、空肠标本、回肠标本、结肠标本、回盲部标本、直肠和肛管标本、肝标本、呼吸系统全貌标本、鼻腔矢状切面标本、鼻旁窦及其开口部位标本、喉标本、气管及主支气管标本、支气管和肺标本、胸膜标本、纵隔标本。

四、标本观察

1. 显示消化系统全貌标本　观察消化管各器官的形态、位置和毗邻。

2. 口、鼻、咽腔的矢状切面标本　上下牙槽、口腔前庭、固有口腔、硬腭、软腭、腭舌弓、腭咽弓、腭垂、舌内肌、鼻咽、咽鼓管咽口、咽鼓管圆枕、咽隐窝、口咽、腭扁桃体窝、喉咽、梨状隐窝、腮腺及导管、下颌下腺。

3. 游离舌标本　舌体、舌根、舌尖、界沟、轮廓乳头、菌状乳头、叶状乳头、丝状乳头、舌会厌正中襞、会厌谷、梨状隐窝、舌系带、舌下襞、舌下阜。

4. 唾液腺标本　腮腺、腮腺导管、舌下腺、下颌下腺。

5. 牙的标本　牙冠、牙颈、牙根、根尖孔、牙根管、牙髓腔、切牙、尖牙、磨牙。

6. 咽的后面观标本　鼻咽、口咽、喉咽、腭垂、喉口。

7. 食管标本　食管颈部、食管胸部、食管腹部、食管三个狭窄（食管起始部，跨越左主支气管处，穿过膈肌的食管裂孔处）。

8. 游离胃标本　贲门部、幽门部、胃体、胃底、幽门窦、幽门管、胃大弯、胃小弯、角切迹、贲门切迹、胃道、幽门括约肌、幽门瓣。

9. 十二指肠标本　十二指肠上部（球部）、十二指肠降部、十二指肠纵襞、十二指肠大乳头、十二指肠水平部、十二指肠升部。

10. 分段的空肠、回肠标本和结肠　环形皱襞、集合淋巴结、结肠带、结肠袋、肠脂垂。

11. 回盲部标本　盲肠、回盲瓣、回盲口、阑尾、阑尾口。

12. 直肠和肛管标本　直肠壶腹、直肠横襞、肛管、直肠骶曲、直肠会阴曲、肛柱、肛瓣、肛窦、肛直肠线、齿状线、肛梳（痔环）、白线。

13. 肝标本　上面：镰状韧带、冠状韧带、三角韧带、肝裸区、左叶、右叶。下面：左纵沟、肝圆韧带裂、静脉韧带裂、肝圆韧带、静脉韧带、右纵沟、胆囊窝、腔静脉窝、第二肝门、横沟、第一肝门、方叶、尾状叶、左叶、右叶、肝管、肝总管、胆囊、胆囊底、胆囊体、胆囊颈、胆囊管、胆总管、胆囊三角。

14. 十二指肠和胰腺及肝外胆道标本　十二指肠纵襞、十二指肠大乳头、肝胰壶腹、胰头、胰体、胰尾、胰管、副胰管。

15. 呼吸系统全貌标本　观察呼吸系统各器官的位置、形态。

16. 鼻腔矢状切面标本　鼻阈、鼻前庭、固有鼻腔、上鼻甲、中鼻甲、下鼻甲、上鼻道、中鼻道、下鼻道、蝶筛隐窝。

17. 鼻旁窦及其开口部位标本　额窦、上颌窦、蝶窦、筛窦。

18. 喉标本 甲状软骨、会厌软骨、环状软骨、杓状软骨、喉结、甲状软骨上角、甲状软骨下角、环状软骨弓、环状软骨板、前庭襞、前庭裂、声襞、声门裂、喉前庭、喉中间腔、声门下腔、喉室、环甲肌、杓横肌、杓斜肌、环杓后肌。

19. 气管及主支气管标本 气管颈部、气管胸部、气管环、气管隆嵴、气管杈、左支气管、右支气管。

20. 支气管和肺标本 肺尖、肺底、肋面、内侧面、肺门、肺叶支气管、肺根、肺韧带、心切迹、左肺小舌、斜裂、水平裂、左肺上叶、左肺下叶、右肺上叶、右肺中叶、右肺下叶。

21. 胸膜标本 壁胸膜、脏胸膜、肋胸膜、纵隔胸膜、胸膜腔、胸膜顶、肋膈隐窝、肋纵隔隐窝。

22. 纵隔标本 观察纵隔的境界和分部，上纵隔、下纵隔、前纵隔、后纵隔、中纵隔。

（杜斌 范红斌）

实验十　泌尿系统、生殖系统

一、目的要求

掌握肾的形态、位置、毗邻及肾的大体结构。掌握肾的被膜及肾的固定。掌握输尿管的形态、位置和在盆部（特别是女性）的主要毗邻。掌握膀胱的形态和位置。掌握膀胱三角的位置及其临床意义。掌握女性尿道的毗邻、开口位置。掌握睾丸和附睾的形态和位置。掌握输精管的行程、分部，射精管的合成和开口。掌握精索的概念、位置和内容。掌握前列腺的形态、位置及主要毗邻。掌握阴茎的形态、分部及组成。掌握男性尿道的分部、各部的结构特点、三个狭窄以及两个弯曲的临床意义。掌握卵巢的形态、位置及固定装置。掌握输卵管的位置、分部及各部的形态结构。掌握子宫的位置、形态和固定装置。掌握阴道的形态、位置和毗邻。掌握女性乳房的结构特点。

二、模型和标本

肾的冠状剖面模型、泌尿系统全貌标本、游离肾标本、游离膀胱标本、男性盆腔正中矢状切面标本和模型、女性盆腔正中矢状切面标本和模型。

三、标本观察

1. 泌尿系统全貌标本　观察肾、输尿管、膀胱的位置、形态和毗邻，肾的被膜。

2. 肾的标本　上端、下端、前面、后面、内侧缘、外侧缘、肾门、肾蒂、肾柱、肾锥体、肾乳头、肾小盏、肾大盏、肾盂、肾的纤维囊。

3. 男性盆腔正中矢状切面标本　输尿管腹部、输尿管盆部、膀胱尖、膀胱体、膀胱底、膀胱颈、膀胱三角。输精管、输精管壶腹、射精管、前列腺、精囊、男性尿道、尿道外口、舟状窝、尿道球、阴茎头。

4. 女性盆腔正中矢状切面标本　输尿管腹部、输尿管盆部、膀胱尖、膀胱体、膀胱底、膀胱颈、膀胱三角、尿道内口、女性尿道、尿道外口、阴道前庭。卵巢、卵巢悬韧带、卵巢固有韧带、输卵管、输卵管伞、子宫底、子宫体、子宫颈、子宫体腔、子宫颈管、阴道、阴道前穹、阴道后穹、前唇、后唇、子宫峡、子宫颈阴道部、子宫颈阴道上部、子宫口、子宫阔韧带、子宫圆韧带。子宫的毗邻。

5. 膀胱及男性尿道标本　膀胱尖、膀胱体、膀胱底、膀胱颈、输尿口、尿道内口、膀胱三角、输尿管间襞、男性尿道、尿道前列腺部、尿道膜部和尿道海绵体部、舟状窝。

6. 睾丸和精索标本　睾丸白膜、精曲小管、睾丸纵隔、附睾头、附睾体、附睾尾、输精管睾丸部、输精管精索部、输精管腹股沟部、输精管盆部、精索。

7. 男性外生殖器标本　阴茎球海绵体、尿道海绵体、阴茎头、包皮、包皮系带、阴囊、阴囊中隔、睾丸、鞘膜腔。

8. 女性内生殖器标本　子宫底、子宫体、子宫颈、子宫峡、子宫体腔、子宫颈管、输卵管子宫部、输卵管峡、输卵管壶腹部、输卵管漏斗部、输卵管伞、输卵管腹腔口、卵巢、卵巢悬韧带、子宫阔韧带、子宫圆韧带。

9. 女性盆腔器官标本　上面观子宫及其韧带、输卵管、卵巢及其悬韧带、子宫的毗邻。

10. 女性外生殖器标本　阴阜、大阴唇、小阴唇、阴蒂、阴道口、阴道前庭。

（杜斌　范红斌）

实验十一　脉管学

一、目的要求

掌握心脏的位置、外形，心脏各腔（右心房、右心室、左心房、左心室）的形态结构，房间隔与室间隔的形态结构。掌握心脏传导系统的构成和机能。掌握左、右冠状动脉的起始、行程、重要分支及其分布，冠状窦的位置与开口。掌握心包及其临床意义。掌握肺动脉干、左右肺主动脉的行程，动脉导管索的位置及动脉导管未闭的临床意义。掌握主动脉的分支，主动脉的起止、行程及分部。掌握升主动脉的行程、分支（左右冠状动脉）。掌握主动脉弓的行程、分支（头臂干、左颈总动脉、左锁骨下动脉）。掌握左右颈总动脉的起始、位置和行程，颈动脉窦、颈动脉小球的形态位置与功能概念。掌握颈外动脉的行程及甲状腺动脉、面动脉、颞浅动脉、上颌动脉、脑膜中动脉的行程、分布及其临床意义。掌握颈内动脉颈部的行程。掌握锁骨下动脉的起止、行程、主要分支分布。掌握腋动脉、肱动脉、桡动脉、尺动脉的起止、行程、主要分支分布。掌握掌浅弓的组成、分支及体表投影。掌握胸主动脉的起止、行程及分布，肋间动脉前支行程、分支。掌握腹主动脉的起止、行程和分支。掌握腹腔动脉、肠系膜上动脉、肠系膜下动脉以及它们分支的行程和分布。掌握髂总动脉的起止和行程。掌握子宫动脉的走行、分布及子宫动脉与输尿管关系的临床意义。掌握髂外动脉、股动脉、股深动脉、胫前动脉、胫后动脉、足背动脉的起止、行程和分布。掌握上、下肢的形成。掌握门静脉的组成、行程、分支及属支。掌握门静脉与上、下腔静脉的吻合及临床意义。掌握胸导管的行程及其收纳的范围。

二、模型和标本

心的外形和血管模型，心的外形和血管标本，心室各腔标本，心室底标本，心包标本，心脏位置标本，心脏冠状切标本，心脏连升主动脉和主动脉弓、肺动脉标本，全身尸体动脉标本，全身尸体静脉标本。

三、标本观察

1. 心的外形和血管标本　冠状沟、心尖、心底、前面（胸肋面）、前室间沟、下面（隔面）、后室间沟、房间沟、房室交点、冠状窦、心尖切迹、左缘、右缘、下缘、左冠状动脉、前室间支、旋支、右冠状动脉、后室间支、左室后支、右缘支、动脉圆锥支、冠状窦、心大静脉、心中静脉、心小静脉、左心耳、右心耳。

2. 心室各腔标本

右心房：右心耳、梳状肌、上腔静脉口、下腔静脉口、界嵴、界沟、右房室口、冠状窦口、卵圆窝、主动脉凸、Koch 三角。

右心室：室上嵴、流入道、三尖瓣、前尖瓣、后尖瓣、隔侧瓣、腱索、乳头肌、肉柱、节制索、流出道、肺动脉圆锥、肺动脉口、肺动脉瓣。

左心房：左心耳、梳状肌、左房室口、肺静脉口。

左心室：流入道、二尖瓣、前尖瓣、后尖瓣、乳头肌、腱索、流出道、主动脉前庭、主动脉瓣、主动脉口、主动脉窦。

3. 心室底标本　左纤维三角、右纤维三角、二尖瓣（前尖瓣、后尖瓣）、三尖瓣（前尖瓣、后尖瓣、隔侧瓣）、肺动脉瓣、主动脉瓣、主动脉窦。

4. 心包标本　纤维心包、浆膜心包、心包腔、心包横窦、心包斜窦、心包前下窦。

5. 心脏位置标本　心包、前室间沟、心尖、肺动脉干、主动脉弓、左心耳、右心耳、上腔静脉。

6. 心脏冠状切标本　左心房、右心房、左心室、右心室、房间隔、室间隔膜部（房室部、室间部）、室间隔肌部。

7. 心脏连升主动脉和主动脉弓、肺动脉标本　升主动脉、主动脉弓、头臂干、左颈总动脉、左锁骨下动脉、肺动脉、左肺动脉、右肺动脉、动脉韧带、上腔静脉、左肺静脉、左肺静脉、下腔静脉。

8. 主动脉及其分支标本　升主动脉、主动脉弓、降主动脉、胸主动脉、腹主动脉。主动脉弓的分支由右向左为头臂干、左颈总动脉和左锁骨下动脉。

9. 头颈部的动脉标本　颈总动脉、颈内动脉、颈外动脉、甲状腺上动脉、舌动脉、面动脉、颞浅动脉、上颌动脉、脑膜中动脉、枕动脉、耳后动脉、颈动脉窦、颈动脉小球。

10. 锁骨下动脉标本　椎动脉、胸廓内动脉、腹壁上动脉、甲状颈干、甲状腺下动脉、肩胛上动脉。

11. 腋动脉和肱动脉标本　胸肩峰动脉、胸外侧动脉、肩胛下动脉、胸背动脉、旋肩胛动脉、旋肱后动脉、肱动脉、肱深动脉。

12. 上肢的动脉标本　肱动脉、肱深动脉、桡动脉、尺动脉、骨间总动脉、桡动脉、掌浅支、拇主要动脉、尺动脉、骨间总动脉、掌深支。

13. 掌深弓和掌浅弓及其分支标本　掌深弓、掌浅弓、掌心动脉、拇主要动脉、指掌侧总动脉、指掌侧固有动脉。

14. 胸壁的动脉标本　胸主动脉、肋间后动脉（上支、下支）、胸廓内动脉。

15. 腹后壁的动脉标本 腹主动脉、膈下动脉、肾上腺上动脉、肾上腺中动脉、肾动脉、肾上腺下动脉、腰动脉、髂总动脉、生殖腺动脉。

16. 腹腔干、肠系膜上动脉、肠系膜下动脉标本

腹腔干及其分支的标本：胃左动脉、肝总动脉、肝固有动脉、胆囊动脉、胃右动脉、胃十二指肠动脉、胃网膜右动脉、胰十二指肠上动脉、脾动脉、胃短动脉、胃网膜左动脉。

肠系膜上动脉及其分支的标本：肠系膜上动脉、胰十二指肠下动脉、空肠动脉、回肠动脉、动脉弓、回结肠动脉、阑尾动脉、右结肠动脉、中结肠动脉、边缘动脉。

肠系膜下动脉及其分支的标本：肠系膜下动脉、左结肠动脉、乙状结肠动脉、直肠上动脉。

17. 男性盆部的动脉标本 髂总动脉、髂内动脉、髂外动脉。

18. 女性盆部的动脉标本 子宫动脉、髂总动脉、髂内动脉、髂外动脉。

19. 下肢的动脉标本 髂外动脉、腹壁下动脉、股动脉、股深动脉、旋股内侧动脉、旋股外侧动脉、穿动脉、腘动脉、胫后动脉、足底内侧动脉、足底外侧动脉、腓动脉、胫前动脉、足背动脉。

20. 上肢浅静脉标本 头静脉、贵要静脉、肘正中静脉。

21. 下肢浅静脉标本 大隐静脉、旋髂浅静脉、腹壁浅静脉、股内侧浅静脉、股外侧浅静脉、阴部外静脉、小隐静脉。

22. 奇静脉标本 腰升静脉、奇静脉、半奇静脉、副半奇静脉。

23. 胸导管标本 观察胸导管的组成、行程。

（范红斌 杜斌）

实验十二　感觉器官

一、目的要求

掌握角膜、巩膜、睫状体及视网膜视部的形态结构与机能。掌握眼球折光装置的各种形态结构，晶状体的附着和调节。掌握房水循环。掌握眼睑的形态。掌握结膜的形态结构。掌握泪器的组成及泪道的形态结构。掌握运动眼球和眼睑的肌肉名称、位置及作用。掌握视网膜中央动脉的走行、分支和分布。掌握外耳道的位置、弯曲、长度和分部，幼儿外耳道的特点。掌握鼓膜的位置、分部和形态。掌握鼓室的位置、六壁及其主要结构和临床意义。掌握咽鼓管的位置、分部、作用及幼儿咽鼓管的特点。掌握乳突小房和鼓窦的位置。掌握骨迷路三个部分的形态。掌握膜迷路的分部及其骨迷路的关系。掌握声波传导的途径。

二、模型和标本

眼球模型、牛眼球、眼外肌和眼睑标本、切开的颞骨模型、切开的颞骨标本、听小骨标本、中耳鼓室模型、内耳迷路模型。

三、标本观察

1. 眼球模型　角膜、虹膜、瞳孔、睫状体、晶状体、玻璃体、视网膜及其血管、视神经盘、黄斑、虹膜角膜角、眼外肌止点、视神经。

2. 牛眼球　切开观察角膜、虹膜、瞳孔、睫状体、晶状体、玻璃体、视网膜及其血管、视神经盘、黄斑、虹膜角膜角、眼外肌止点、视神经。

3. 眼外肌和眼睑标本　上睑、下睑、睑板、眶脂体、上直肌、下直肌、内直肌、外直肌、上斜肌、下斜肌、视神经。

4. 切开的颞骨标本　外耳道、中耳鼓室、半规管。

5. 听小骨标本　锤骨、钻骨、镫骨。

6. 中耳鼓室模型　鼓膜、咽鼓管半管、鼓膜张肌半管、鼓室壁（前壁：颈动脉壁、颈内动脉管；后壁：乳突壁、乳突窦口、锥隆起；上壁：鼓室盖；下壁：颈静脉壁、颈静脉窝；外壁：鼓膜壁；内壁：迷路壁、前庭窗、蜗窗、面神经管凸、岬）。

7. 内耳迷路模型　前骨半规管、后骨半规管、外侧骨半规管、壶腹脚、膜半规管、壶腹嵴、前庭、前庭窗、蜗窗、椭圆囊、球囊、联合管、骨性耳蜗、蜗底、蜗顶、骨螺旋板、基底膜、前庭膜、螺旋器、蜗轴。

（范红斌　杜斌）

实验十三　神经系统

一、目的要求

掌握脊神经的组成、区分。掌握正中神经、尺神经、桡神经、肌皮神经、腋神经、股神经、胫神经、腓总神经、坐骨神经的行程、主要分支及分布。掌握脑神经的位置、功能。掌握脊髓的位置、外形和结构。掌握脑干的组成及脑干主要外部结构。掌握小脑的位置与分部（蚓部与两小脑半部），小脑扁桃体的所在部位及其临床意义。掌握间脑的分部、位置。掌握大脑半球的主要沟裂、分叶，各叶的主要沟和脑回等表面结构及分部情况。掌握侧脑室的位置、分部、侧脑室脉络丛。掌握基底核的位置、组成。掌握胼胝体的位置与联系概念。重点掌握内囊的位置、分部。掌握脑和脊髓的被膜。掌握椎动、基底动脉的行程及其主要分支分布概况。掌握大脑动脉环的组成、位置及其机能意义。掌握脑脊液的生成和循环。

二、标本

神经标本。

三、标本观察

1. 正中神经、尺神经、桡神经、肌皮神经、腋神经、股神经、胫神经、腓总神经、坐骨神经。
2. 12 对脑神经。
3. 脑干的组成及脑干主要外部结构。
4. 观察小脑和间脑的分部、位置。
5. 大脑标本　大脑纵裂、大脑横裂、胼胝体、额叶、顶叶、颞叶、枕叶、岛叶。

外侧面：中央沟、中央前沟、中央前回、额上沟、额下沟、额上回、额中回、额下回、外侧裂、颞横回、颞上沟、颞下沟、颞上回、颞中回、颞下回、中央后沟、中央后回、顶内沟、顶上小叶、顶下小叶、缘上回、角回、顶枕沟。

内侧面：胼胝体、胼胝体压部、胼胝体干部、胼胝体膝、胼胝体嘴、胼胝体沟、扣带沟、边缘支、中央旁沟、扣带回、中央旁小叶、顶枕沟、距状沟、楔叶、楔前叶、舌回。

下面：侧副沟、枕颞沟、海马沟、海马旁回、海马旁回钩、齿状回、海马、枕颞内回、枕颞外侧回、嗅球、嗅束、嗅三角、前穿质、眶回。

6. 大脑水平切片标本　胼胝体、尾状核、豆状核、丘脑、内囊前肢、内囊膝、内囊后肢、屏状核、第三脑室、侧脑室、岛叶、大脑纵裂。

7. 脊髓的被膜标本　硬脊膜、蛛网膜、软脊膜、硬膜外隙、硬膜下隙、终池。

8. 硬脑膜和硬脑膜窦标本　大脑镰、小脑幕、上矢状窦、下矢状窦、直窦、窦汇、乙状窦、海绵窦。

9. 脑的动脉整体标本　颈内动脉、大脑前动脉、大脑中动脉、前交通支、后交通支、椎动脉、脊髓前动脉、小脑下后动脉、基底动脉、小脑下前动脉、脑桥动脉、大脑后动脉、小脑上动脉。

10. 脑室铸型　侧脑室、室间孔、第三脑室、中脑水管、第四脑室。

（杜斌　范红斌）

第二章

生理学基础实验

实验十四　动物实验的基本操作技术

生理学实验主要以动物为实验对象，为了能获得满意的实验结果，应对动物品系特性有所了解。

实验动物系指供生物医学实验而科学育种、繁殖和饲养的动物。高质量的实验动物是指通过遗传学与微生物学的控制，培育出来的个体；其具有较好的遗传均一性、对外来刺激的敏感性和实验再现性。

一、常用实验动物的种类及其特点

（一）青蛙与蟾蜍

两者均属于两栖纲、无尾目。蟾蜍和青蛙是教学实验中常用的小动物。其心脏在离体情况下仍可有节奏地搏动很久，可用于心功能方面的实验。蛙舌与肠系膜是观察炎症和微循环变化的良好标本。此外，蛙类还能用于水肿和肾功能不全的实验。

（二）小白鼠

属于哺乳纲、啮齿目、鼠科。其繁殖周期短、产仔多、生长快，饲料消耗少，温顺易捉，操作方便，又能复制出多种疾病模型，是药学实验中用途最广泛和最常用的动物。

（三）大白鼠

亦属鼠科。性情不像小白鼠温顺。受惊时表现凶恶，易咬人。雄性大白鼠间常发生殴斗和咬伤。具有小白鼠的其他优点，故在药学实验中的用量仅次于小白鼠。

（四）豚鼠

豚鼠又名天竺鼠、荷兰猪。原产于欧洲中部。属于哺乳纲、啮齿目、豚鼠科。性情温顺，胆小。不咬人也不抓人。豚鼠可分为短毛、长毛和刚毛3种。短毛种豚鼠的毛色光亮而紧贴身，生长迅速，抵抗力强，可用于实验。其余两种对疾病非常敏感，不宜用于实验。

（五）家兔

家兔属于哺乳纲、啮齿目、兔科，为草食哺乳动物。家兔性情温顺、怯懦、惊疑、胆小，是常用的实验动物。家兔品种很多，在实验室中常用的有如下几种。

(1) 青紫蓝兔：体质强壮，适应性强，易于饲养，生长较快。

(2) 中国本兔（白家兔）：抵抗力不如青紫蓝兔强。

(3) 新西兰白兔：是近年来引进的大型优良品种，成熟兔体重在4～5.5kg。

(4) 大耳白兔：耳朵长大，血管清晰，皮肤白色，但抵抗力较差。

(六) 狗

狗属于哺乳纲、食肉目、犬科。狗的嗅觉很灵敏，对外环境的适应力强；血液、循环、消化和神经系统等均很发达，与人类很相近。狗喜欢接近人，易于驯养。经过训练能很好地配合实验。因而广泛适用于许多系统的急、慢性实验研究，是最常用的大动物。

二、常用实验动物的品系

实验动物学成为一门学科，是近几十年才发展起来的。20 世纪 20 年代才开始培育近交系动物。因此，关于实验动物品系的分类命名，尚待统一明确。

(一) 按遗传学特征分类

1. 近交系　近交系一般是指采用 20 代以上的全同胞兄弟姊妹或亲子（子女与年轻的父母）进行交配，而培育出来的遗传基因纯化的品系。因全同胞兄弟姊妹交配较为方便而多被采用。如以杂种亲本作为基代开始采用上述近交方式，至少要连续繁殖 20 代才初步育成近交系。因到此时基本接近纯化，品系内个体间差异很小。一般用近交系数（F）代表纯化程度，全同胞兄弟姊妹近交一代可使异质基因（杂合度）减少 19%，即纯化程度增加 19%。全同胞兄妹或亲子交配前 20 代纯合度的理论值可达 $F=98.6\%$。然而纯与不纯仅从近交系数来说明并不足为凭，还要用许多检测遗传学纯度的方法加以鉴定。人们曾经习惯用"纯种"称呼近交系。

到 1980 年为止，近交系小白鼠已有 250 个品系。小白鼠、大白鼠等一些实验动物的近交系的育成，大大促进了生物医学实验研究的发展。尤其对于肿瘤研究的进展起到更重要的作用。

2. 突变品系　在育种过程中，由于单个基因的突变，或将某个基因导入，或通过多次回交"留种"，而建立一个同类突变品系。此类个体中具有同样遗传缺陷或病态，如侏儒、无毛、肥胖症、肌萎缩、白内障、视网膜退化等。现已培育成的自然具有某些疾病的突变品系有：贫血鼠、肿瘤鼠、白血病鼠、糖尿病鼠、高血压鼠和裸鼠（无胸腺、无毛）等。这些品系的动物大量应用于相应疾病的防治研究，具有重大的价值。

3. 杂交一代　由两个近交系杂交产生的子一代称为杂交一代。它既有近交系动物的特点，又获得了杂交优势。杂交一代具有旺盛的生命力、繁殖率高、生长快、体质健壮、抗病力强等优点。它与近交系动物有同样的实验效果。杂交一代又称为系统杂交性动物。

4. 封闭群　在同一血缘品系内，不以近交方式，而进行随机交配繁衍，经 5 年以上育成的相对维持同一血缘关系的种群。我国已大量繁殖封闭群新西兰白兔和封闭群青紫蓝兔，可用于教学科研实验。

5. 非纯系　即一般任意交配繁殖的杂种动物。杂种动物具有旺盛的生命力，适应性强、繁殖率高、生长快，易于饲养管理。其个体差异大、反应性不规则、实验结果的重复性差。但其中包含有最敏感的和最不敏感的两种极端的个体，适用于筛选性实验。杂种动物比较经济，在教学实验中最常用。

（二）按微生物学特征分类

1. 无菌动物　无菌动物是指体表、体内（包括皮肤、皮毛和消化系统、呼吸系统、泌尿系统、生殖系统、血液系统、循环系统等以及脑内）任何部位都检不出微生物、寄生虫的实验动物。

这种动物系在无菌条件下剖腹产取出，又饲养在无菌的、恒温、恒湿的条件下，食品、饮料等全部无菌。

2. 指定菌（已知菌）动物　指定菌动物是人工将一种或几种菌给予无菌动物，使之带有已知的这种细菌。

3. 无特殊病原体动物（specific pathogen free animal，SPF 动物）　这种动物带有已知的非病原微生物。

以上二种动物统称为悉生动物。因其繁殖饲养条件复杂，价格昂贵，故不适用于教学。但对某些新药研究具有极为重要的意义。

4. 带菌动物　即在一般自然环境中饲养的普通动物，其体表、体内带有多种微生物，甚至带有病原微生物。因价格低，故实验教学中常用之。

三、实验动物的选择

根据不同的实验目的，选择使用相应的种属、品系和个体，是实验研究成败的关键之一。实验教学所用的动物数量较少，因而实验动物选择正确与否，则更为重要。

（一）种属的选择

在选用实验动物时，尽可能选择其结构、功能和代谢特点接近于人类的。不同种属的动物对于同一致病刺激和病因的反应也不同。例如，过敏反应或变态反应的研究宜选用豚鼠。因为豚鼠易于致敏。动物对致敏物质反应程度的强弱大致为：豚鼠＞家兔＞狗＞小白鼠＞猫＞青蛙。因家兔体温变化灵敏，故常用于发热、热原检定、解热药和过热的实验。狗、大白鼠、家兔常用于高血压的研究。肿瘤研究则大量采用小白鼠和大白鼠。

（二）动物品系的选择

同一种动物的不同品系，对同一致病刺激物的反应也不同。例如，津白Ⅱ号小鼠容易致癌，津白Ⅰ号小鼠就不易致癌。再如，以嗜酸粒细胞为变化指标，C57BL 小鼠对肾上腺皮质激素的敏感性比 DBA 小鼠高12 倍。

（三）实验动物的个体选择

同一品系的实验动物，对同一致病刺激物的反应存在着个体差异。造成个体差异的原因与年龄、性别、生理状态和健康情况等有关。

1. 年龄　年幼动物一般较成年动物敏感。应根据实验目的选用适龄动物。动物年龄可按体重大小来估计。急性实验选用成年动物。大体上，成年小白鼠为 20～30g，大白鼠为 180～250g，豚鼠为 450～700g，兔为 2.0～2.5kg，猫为 1.5～2.5kg，狗为 9～15kg。慢性实验最好选用年轻一些的动物。减少同一批实验动物的年龄差别，可以增加实验结果的正确性。

2. 性别　实验证明，不同性别对同一致病刺激的反应也不同。一般雌性动物耐受性强，雄性动物对刺激比较敏感。除特殊要求，一般在实验研究中，宜选用雌雄各半。

3. 生理状态　动物的特殊生理状态，如妊娠、授乳期机体的反应性有很大变化。在个体选择时，应该予以考虑。

4. 健康情况　实验证明，动物处于衰弱、饥饿、寒冷、炎热、疾病等情况下，实验结果很不稳定。健康情况不好的动物，不能用做实验。

判定哺乳类动物健康状况的外部表征如下。

（1）一般状态：发育良好，眼睛有神，爱活动，反应灵活，食欲良好。

（2）头部：眼结膜不充血，瞳孔清晰。眼鼻部均无分泌物流出。呼吸均匀，无啰音，无鼻翼扇动。不打喷嚏。

（3）皮毛：皮毛清洁柔软而有光泽，无脱毛、无蓬乱现象。皮肤无真菌感染表现。

（4）腹部：不膨大，肛门区清洁无稀便，无分泌物。

（5）外生殖器：无损伤，无脓痂，无分泌物。

（6）爪趾：无溃疡，无结痂。

四、生理学实验动物的捕捉与固定方法

（一）家兔

兔性情驯良，较易捕捉。自笼内取出时，应用手抓住家兔颈部的被毛与皮肤，提离笼底。再以另一手托住其臀部，将其重心承托在掌上。切忌强提兔耳或某一肢体，强行从笼中拖出，兔脚爪锐利，谨防抓伤。

按实验要求，用兔台或兔盒固定家兔。

在需要观察血压、呼吸和进行颈、胸、腹部手术时，应将家兔以仰卧位固定于兔手术台上。方法是先在四肢绑好固定带，后肢系在踝关节以上，前肢系在腕关节以上，然后将兔仰卧位放在兔台上，头部放正，用棉绳穿过兔牙固定于金属杆上。

（二）大白鼠

大白鼠性烈，齿锋利，捕捉时要提防被它咬伤，从鼠笼捉拿时，可用海绵钳夹住其项背皮毛（切勿夹其尾巴）或戴厚手套，捉住其尾巴，提出置于实验台上，以左手握住其整个身体后进行操作。在数层厚布的保护下，左手将大白鼠压住，食指放在左前肢前，中指放在左前肢后，拇指置于右前肢后，将头部和上肢固定在手中，再用手掌和其余手指的力量将鼠身握住，右手进行操作。若需做手术，则在麻醉后将鼠绑在固定板上。

（三）小白鼠

小白鼠较大白鼠温和，但也要提防被它咬伤，一般不需戴手套捕捉，可用右手轻抓鼠尾，提起置于鼠笼上，将鼠尾略向后拉，用左手的拇指、食指和中指抓住小鼠两耳后项背部皮毛，以无名指及小指夹住鼠尾即可。也可在麻醉后固定于小鼠固定板上。

（四）蛙类

捉拿蛙时宜用左手将其握住，以中指、无名指和小指压住其左腹侧和后肢，拇指和食指分别压住右、左前肢，右手进行操作。在捉拿蟾蜍时勿碰压耳侧的毒腺，提防毒液射入眼中。如需长时间观察可破坏其脑脊髓，用大头针将蛙固定在蛙板上。

五、实验动物去毛方法

动物去毛是动物手术野的皮肤准备之一，去毛范围应大于手术野，不管用哪种方法去毛，原则是不要损伤皮肤的完整性，常用的去毛方法有以下

几种。

1. 剪毛法 用弯剪刀紧贴皮肤依次剪去被毛，并用湿纱布擦去剪好部位留下的毛，剪下的毛应集中放在一容器内，防止到处飞扬而影响手术野的清洁。切忌一手提起被毛，另一手剪，这样剪后留下的毛根长短不一，且易剪伤皮肤。也可用电剪去毛。

2. 拔毛法 一般用于家兔和狗的静脉注射。拔毛可刺激局部皮肤，有使血管扩张的作用。

3. 剃毛法 大动物慢性实验手术时需剃毛，剃前先将毛剪短，用刷子蘸肥皂水将需剃部位的毛刷湿，然后用剃须刀顺毛剃净被毛。

4. 脱毛法 用于动物无菌手术。脱毛处剪短被毛，用镊子夹棉球蘸脱毛剂在局部涂一薄层，2～3min 后，温水洗去脱落的被毛，纱布擦干局部，涂一层凡士林即可。脱毛剂常用配方如下。

（1）硫化钠 3 份，肥皂粉 1 份，淀粉 7 份，加水调成稀糊状。

（2）硫化钠 8g 加水至 100ml，配成 8％溶液。

（3）硫化钠 8g，淀粉 7％，糖 4g，甘油 5ml，硼砂 1g，水 75ml，配成糊状。

以上适用于兔或鼠等动物脱毛。

（4）硫化钠 10g，生石灰 15g，溶于 100ml 水内。此配方适用于狗等大动物脱毛。

六、实验动物的给药途径和方法

动物给药的途径和方法可根据实验目的、动物种类和药物剂型而定，常用的方法简介如下。

（一）经口给药

有口服与灌胃两种方法。口服法可将药物放入饲料或溶于饮水中，使动物自行摄取。为保证剂量准确，可应用灌胃法。现将小白鼠、大白鼠及家兔的灌胃法简介如下。

1. 小白鼠 按前述捉拿法用左手抓住动物，使腹部朝上，右手持灌胃器（由 1～2ml 注射器连接磨钝的注射针头构成），先从鼠口角处插入口腔，以灌胃针管压其上腭，使口腔和食道成一直线后，再把针管沿上腭徐徐送入食道，在稍有抵抗感时（此位置相当于食道通过膈肌的部位），即可注入药液。如注射顺利，动物安静，呼吸无异常；如动物强烈挣扎不安，可能针头未进入胃内，必须拔出重插，以免误注入气管造成窒息死亡。一次投药量一般为 0.5ml 左右。

2. 大白鼠 大白鼠灌胃方法与小白鼠相似，但采用安装在 5～10ml 注射器上的金属灌胃管（长 6～8cm，直径 1.2mm，尖端为球状的金属灌胃管）。

3. 家兔 兔灌胃系用导尿管配以一个木制张口器。灌胃时需两人合作。一人坐好，将兔的躯体和下肢夹在两腿之间，左手紧握双耳，固定头部，右手抓住前肢。另一人将兔用张口器横放于兔口中，并将兔舌压在张口器之下，再使导尿管通过张口器中部的小孔慢慢沿上腭插入食道 16～20cm。为避免误入气管，可将导尿管的外端放于清水杯中，若有气泡从导尿管口逸出，应拔出再插，如无气泡逸出，表明导尿管在胃内，即可将药液注入，然后再注入少量清水，将导尿管内药液冲入胃内。灌胃完毕后，先拔出导尿管，再取下张口器。

（二）注射给药

1. 皮下注射 注射时用左手提起皮肤，右手将针刺入皮下，然后注药。

2. 皮内注射 先在注射部位剪毛、消毒，然后用左手拇指和食指把皮肤按紧，在两指中间用细针头刺入皮下注药，如注射正确，则注药处可出现一白色小皮丘。

3. 肌内注射 应选肌肉发达的部位，一般多选臀部或股部，注射时将针头迅速刺入肌肉，回抽如无回血，即可进行注射。

4. 腹腔注射 常用于大鼠或小鼠给药。用左手捕捉固定动物，右手将注射针头自下腹部刺入皮下后，再穿过腹肌，缓缓注入药液，切勿刺入肝脏及肠腔。

5. 静脉注射

（1）家兔：一般采用外侧耳缘静脉注射。注射时应先拔去注射部位的被毛，用手指轻弹兔耳，使静脉充盈，左手食指与中指夹住静脉的近心端，阻止静脉回流，用拇指和无名指固定耳缘静脉远心端，右手持针尽量从远端刺入，然后移动左手拇指固定针头，将药液注入。

（2）小鼠和大鼠：一般采用尾静脉注射。大鼠尾部角鳞较多，注射前需先刮去。鼠尾静脉有三根，两侧及背侧各一根，左右两侧尾静脉较易固定，应优先选择。注射时先将动物固定在鼠筒或玻璃罩内，使鼠尾露出，在45～50℃热水中浸泡，或用二甲苯涂擦，使血管扩张，以左手食指压住鼠尾，拇指和中指（或无名指）夹住尾巴末端，右手持注射器连 4 号细针头，从尾下1/4 处进针，如针确已在静脉内，则进药无阻，否则局部发白隆起，应拔出针头再移向前方静脉部位重新穿刺。

（3）狗：狗静脉注射多选择前肢内侧头静脉或后肢小隐静脉，注时应先剪去注射部位的被毛，用手压迫静脉近心端，使血管充盈，针自远心端刺入血管，固定针头，待有回血后，徐徐注入药液。

（4）蛙：将蛙仰卧位固定，沿腹中线稍左剪开腹肌翻转，可见腹静脉紧贴腹壁肌肉下行，将针刺入即可。

6. 淋巴囊注射 蛙类皮下有数个淋巴囊，是蛙的给药常用途径，注射时应从口腔底部刺入肌层，再进入胸皮下淋巴囊注药，抽针后药液才不易流出。

七、实验动物的麻醉

为减少疼痛，使动物安静，便于进行手术，需将动物麻醉。麻醉方法可分为局部麻醉和全身麻醉两种。

(一) 局部麻醉

局部麻醉常用于表层手术。常用1‰普鲁卡因溶液在手术切口部位作浸润注射。注射时，循切口方向把针头全插入皮下，先回抽一下针筒芯，无血液回流时，方可注入，以免将麻醉剂误注入血管。推注麻醉药时要边注射边将针头向外拉出。第二针可从前一针所浸润的末端开始，直至切口部位完全浸润为止。药物用量，兔颈部手术需2～3ml，股三角区手术需1～2ml。

(二) 全身麻醉

全身麻醉常用于较深部位或较广泛的手术时。麻醉后，如动物卧倒不动，呼吸变深、变慢，四肢松弛无力，角膜反射迟钝，即表明动物已完全麻醉。

全身麻醉用的麻醉剂，可分为吸入麻醉和注射麻醉两类。

1. 吸入麻醉　常用的有乙醚，多用于大白鼠、小白鼠和豚鼠。将动物放在干燥器或倒扣的烧杯内，内置浸有乙醚的棉球或纱布团。待动物吸入乙醚倒下后，即已麻醉。乙醚作用时间短，为维持麻醉可将浸有乙醚的棉球装入小瓶内，置于动物的口、鼻处以持续吸入乙醚。

2. 注射麻醉　从静脉、肌肉或腹腔注射进行麻醉（表14-1）。

表 14-1　常用注射麻醉剂的用法和剂量

药物	动物	给药途径	溶液浓度/%	剂量	麻醉持续时间
巴比妥钠	狗	静脉注射	3	1ml/kg	2～4h
	兔	静脉注射	2.5	1ml/kg	2～4h
	大鼠	腹腔注射	1	0.3～0.4ml/100g	2～4h
氨基甲酸乙酯(乌拉坦)	兔	静脉注射	20	5ml/kg	2～4h
	大鼠、豚鼠	腹腔注射	10	1.5ml/100g	2～4h
氯胺酮	狗,兔	静脉或肌内注射	1	0.3～0.5ml/kg	30min
	大鼠,豚鼠	腹腔注射	1	0.8ml/100g	30min

八、实验动物的取血方法

(一) 大鼠、小鼠、豚鼠

1. 颈外静脉或颈总动脉取血　适用于大鼠和豚鼠的反复多次采血。分离出上述血管，结扎远心端，在动脉插管时必须用动脉夹夹住近心端，静脉插管时可以不夹。将聚乙烯管或硅胶管尖端剪成斜面，向另一端插入粗细适宜的钝针头，针座上连以三通活塞。整个管道中充满20U/ml肝素生理盐水。在血管上剪一小口（约为管径的1/2），用针灸针弯成的细钩插入切口内挑起，将导管向心脏方向插入5mm左右，用丝线打一个结扎住，恰使血液不致从血管与导管之间流出为度。取下动脉夹，将导管继续插入，在动脉内进入1~2cm，静脉内插入4cm（大鼠）至右心房。用盛有肝素生理盐水的注射器按上三通活塞，将导管内含血的肝素生理盐水抽出，换上洁净的注射器或毛细玻璃管取血。取血完毕后，换上刚才抽出的含有血液的肝素生理盐水注射器，直立将下沉的血液输回，然后向导管内注入含肝素为125U/ml的生理盐水，关闭三通活塞，留待下次取血。用远心端的血管结扎线将导管扎住固定。

慢性取血的方法：做完上述操作后夹住导管，取下三通活塞和钝针头，向导管内塞入一段磨钝的大头针或回形针约5mm。在两耳后的颈部皮肤上切一小口，伸入血管钳直至颈部皮下，夹住有塞子的导管端拉出，露于体外2~3cm，如此可在动物清醒活动的状态下取血。每日用肝素生理盐水冲洗1~2次。

2. 股静脉或股动脉取血　在大鼠或豚鼠的股部三角区找出股动脉、股静脉，用上述方法插入导管取血，并可将导管另一端留置背部露出体外以反复采血。也可向暴露的股部和颈部血管直接穿刺取血，但易造成出血或取血失败，不如插管妥当。

3. 下腔静脉取血　供一次大量采血用。动物仰卧，在剑突下做一横切口，腹正中线做一纵切口，切开腹壁，将肠袢拉向动物的左侧，暴露下腔静脉，用盛有抗凝剂的注射器直接穿刺取血，也可事先肝素化后取血（大鼠仰卧时，切开小腿前部皮肤，皮下即可见静脉，由此注入肝素）。300g的大鼠可抽得10ml血。小鼠可取得1ml血。

4. 心脏取血　动物仰卧，剪去胸前区毛，左手食指在左侧第3~4肋间触到心尖搏动，右手用连有针头的注射器于心搏最强处穿刺。由于心脏跳动血液进入注射器。多用于豚鼠。

5. 尾尖取血　供小量反复采血之用。动物麻醉后，将尾尖剪去1~2mm（小鼠）或5mm（大鼠）。从尾根部向尾尖部按摩，血即从断端流出。事先将鼠尾浸在45~50℃热水中使血管扩张，可取得较多的血。

6. 眼球后静脉丛取血　用10cm长的玻璃管，一端烧制拉成直径1~1.5mm的毛细管。将玻璃管浸入1%肝素溶液，干燥后使用。取血时左手抓住鼠两耳之间的皮肤使头固定，轻轻压迫颈部两侧，以阻碍头部静脉血回流，使眼球充分外突，球后静脉丛充血。右手持玻璃管，将管尖插入内眦部，向眼底方向旋转插入4~5mm即切开球后静脉丛，血液自行流入玻璃管内，拔出玻璃管，放松左手，出血即停止。数分钟后可在同一穿刺孔重复取血。小鼠一次可采得血 0.2ml，大鼠 0.5ml。

(二) 家兔

1. 耳缘静脉或耳中央动脉取血　拔去血管表面皮肤的毛，轻弹耳壳，或用二甲苯涂抹皮肤使血管扩张。用注射器可从耳中央动脉取得数毫升血。也可用针头刺破耳缘静脉末梢端待血液流出时取血。

2. 颈外静脉或股静脉取血　方法同大鼠。但兔的中心静脉压低于大气压，颈外静脉插管时必须夹住近心端。

3. 后肢小隐静脉取血　令兔仰卧固定，小腿上端扎橡皮管，小腿外侧皮下可见充盈的静脉，经皮穿刺可以取血。

4. 心脏取血　第三肋间胸骨左缘 3mm 处将针头垂直刺入心脏，血即进入注射器。一次可取血 20～25ml。

(三) 狗

(1) 前肢皮下头静脉或后肢小隐静脉经皮穿刺取血。不宜多次取血。

(2) 暴露股静脉或颈外静脉，直接穿刺或插管。可多次取血。

九、急性动物实验常用手术方法

(一) 兔、狗颈部手术

包括颈外静脉、颈总动脉和气管的暴露、分离和插管术。其步骤如下。

1. 剪毛　动物仰卧固定，用粗剪刀或电推剪除颈部的毛。

2. 局部麻醉　在颈部正中皮下注射 1% 普鲁卡因 2～3ml。

3. 皮肤切口　用左手拇指和食指撑开皮肤，右手持手术刀，切开颈部正中皮肤，上起甲状软骨，下达胸骨上缘。

4. 颈部血管和气管的暴露与分离

(1) 颈外静脉：位于胸锁乳突肌外缘。仔细分离 1.5～2cm 长，穿两条线于其下备用。

(2) 气管：用血管钳分离颈部正中的肌群即可见气管。在其下穿一条较粗的线备用。

(3) 颈总动脉：位于气管两侧，分离覆于气管上的胸骨舌骨肌和侧面斜行的胸锁乳突肌，深处可见颈动脉鞘。细心分离鞘膜，即见搏动的颈总动脉和神经。分离出 2～3cm 长的颈总动脉，在其下穿两根线备用。

5. 颈外静脉插管术　颈外静脉插管用于注射、取血、输液和中心静脉压测量。

导管的准备：取长短适当的塑料管或硅胶管，插入端剪成斜面，另一端插入粗细适当的钝针头，针座上连接三通活塞。用盛有稀肝素生理盐水

（20U/ml）的注射器插入三通活塞。将肝素生理盐水充满导管，关闭活塞。

插管时先用动脉夹夹住静脉近心端，待静脉充盈后再结扎远心端。用眼科剪在静脉上靠远心端结扎处呈45°角剪一小口（约为管径的1/3或1/2），插入导管。用已穿好的线打一个结，取下动脉夹，将导管送入至所需的长度。测量中心静脉压时，兔需插入5～7cm，此时导管口在上腔静脉近右心房入口处。打好第二个结，并将远心端结扎线围绕导管打结使之固定。

6. 气管插管术　在甲状软骨下0.5～1cm处两个软骨环之间剪一个口，再向头端做一小的纵切口，使呈"⊥"形，需防止血液流入气管内。向肺方向插入Y形玻璃管作为气管插管，用已穿好的线扎住，再在导管的侧管上打结，防导管滑出。

7. 颈总动脉插管术　做测量动脉压或放血用。导管的准备同颈外静脉插管术导管的准备。结扎动脉远心端，用动脉夹夹住近心端，两端的距离尽可能长。用眼科剪在靠远心端结扎处的动脉上呈45°角剪一小口，约为管径的1/3或1/2，插入动脉导管。插塑料导管时，插入后用已穿好的线打一个结，其松紧以放开动脉夹后不致出血为度。小心慢慢放开动脉夹，如有出血，即将线扎得紧些，但不要太紧以免影响导管拉动。将导管送入2～4cm，结扎得更紧一些使导管不致脱出。用远心端的结扎线围绕导管打结使其固定。

（二）兔、狗股部手术

股部手术是为了分离股动脉、静脉并进行插管，供放血、输血、输液及注射药物之用。其步骤如下。①仰卧固定，在股三角区剪毛。②用手触摸股动脉搏动，辨明动脉走向。在该处做局麻后，沿动脉走行方向在皮肤上做3～5cm长的切口。③用血管钳分离皮下组织及筋膜，即看到股动脉、股静脉和神经。三者的位置由外向内依次为股神经、股动脉、股静脉。股动脉位置在中间偏后，恰被股神经和股静脉所遮盖。④分出股神经，然后再分离股动脉、股静脉。⑤血管插管方法同颈总动脉插管术。

十、实验动物的处死方法

急性动物实验结束后，常需将动物处死。另外，因采取脏器、组织等特殊需要也常处死动物。处死方法随动物种类而异。

（一）大白鼠和小白鼠的处死方法

1. 脊椎脱臼法：右手抓住鼠尾用力后拉，同时左手拇指与食指用力向下按住鼠头，将脊髓拉断，鼠立即死亡。

2. 断头法：在鼠颈部用剪刀将鼠头剪掉，鼠因断头和大出血而死。

3. 打击法：右手抓住鼠尾并提起，用力摔击鼠头（也可用小木锤用力打击鼠头）使鼠致死。

（二）狗、猫、兔、豚鼠的处死方法

1. 空气栓塞法：向动物静脉内注入一定量空气，使之发生空气栓塞而致死。静脉内注入空气的量为：兔、猫 20～40ml；狗 80～150ml。

2. 急性放血法：自动脉（颈动脉或股动脉）快速放血，使动物迅速死亡。

3. 破坏延脑法：实验中如已暴露脑髓，可用器具破坏延脑使动物死亡。

4. 开放气胸法：将动物开胸，造成开放性气胸，导致肺萎陷使动物窒息死亡。

5. 化学药物致死法：常用静脉内快速注入过量 KCl，使心脏骤停致死。

6. 过量麻醉致死法：静脉内注入过量麻醉药使动物致死。

（邱丽颖　杜斌）

实验十五　坐骨神经-腓肠肌标本制备

一、目的和原理

目的：学习坐骨神经-腓肠肌标本制作方法。

原理：蛙类一些基本生命活动和生理功能与哺乳类动物相似，且离体组织所需生活条件比较简单，易于控制和掌握。因此实验中常用蟾蜍或蛙的坐骨神经-腓肠肌标本来观察神经肌肉的兴奋性、刺激与反应的规律及骨骼肌的特点等。

二、实验器材及药品

蛙类手术器械、培养器、滴管、棉花、瓷盘、锌铜弓、任氏液。

三、实验对象

蟾蜍或蛙。

四、实验步骤

1. 破坏脑和脊髓：左手持蛙，用食指按压其头部前端，使其尽量前俯，右手持探针由枕骨大孔处垂直刺入至椎管，将探针改向上刺入颅腔，向各侧不断搅动，彻底损毁脑组织；再将探针退回至进针处，向下刺入椎管内，捣毁脊髓。此时蛙四肢松软，表明脑和脊髓已完全破坏。

2. 剪除躯干上部及内脏：剪开腹壁，将内脏向前推，在两前肢的下方，剪下身体的前半部（包括头、前肢和全部内脏），保留一段腰骶部脊柱及后肢。在腹面脊柱的两侧可见坐骨神经丛。

3. 剥皮：用左手捏紧蟾蜍脊柱断端，右手捏住断端边缘皮肤，用力向下剥掉全部后肢皮肤。把标本放在盛有任氏液的培养皿中。将手及用过的器械洗净。

4. 用镊子从背位夹住脊柱提起标本，用手术剪沿正中线将脊柱分成两半，并从耻骨联合中央剪开两侧大腿，使之完全分离。

5. 取一腿放在蛙板上，用玻璃分针沿脊柱游离坐骨神经腹腔部，然后用大头针将标本脊柱固定于干净蛙板上。再用玻璃分针循股二头肌和半膜肌之间的坐骨神经沟，找出坐骨神经大腿部分，小心剥离，剪去神经干上所有分支，然后从脊柱根部将坐骨神经剪下（连一小块脊椎骨）。

6. 将游离的坐骨神经搭于腓肠肌上。在膝关节周围剪掉大腿的所有肌肉，并用粗剪刀将股骨刮干净，然后在股骨中部剪断，保留一小段股骨。

7. 游离腓肠肌至膝关节处，从跟腱处穿线结扎后剪断跟腱。这样就制得一个附着于股骨上的腓肠肌并带有坐骨神经的标本。

8. 检查标本兴奋性。用浸有任氏液的锌铜弓轻触坐骨神经，如腓肠肌发生收缩，表明标本兴奋性良好。

五、注意事项

1. 毁脑和脊髓时要防止蟾蜍毒液射入操作者眼中。

2. 操作过程中，避免过度牵拉神经及肌肉，也不能用金属器械触碰神经干。

3. 制备标本过程中，要不断滴加任氏液以防标本干燥，影响正常兴奋性。

六、思考题

1. 为什么在制备标本过程中要不断滴加任氏液？
2. 用锌铜弓刺激神经，为何会引起肌肉收缩？

（杜斌　邱丽颖）

实验十六　刺激强度和频率对骨骼肌收缩的影响

一、目的和原理

肌肉受到阈上刺激后，先产生一次动作电位，然后通过兴奋-收缩耦联机制引起肌肉的收缩反应。在一定范围内，随着刺激强度的增加，骨骼肌的收缩强度也随着增加。当阈上刺激的频率很慢时，肌肉的每一次收缩是独立的，彼此分开的，即单收缩。随着刺激频率的加快，前次刺激引起的收缩还未完全舒张时，新的刺激已到达肌肉，于是肌肉在自身尚处于一定程度的缩短和张力的基础上产生新的收缩，曲线呈锯齿形，即为不完全强直性收缩。当阈上刺激频率进一步加快时，前一次刺激引起的收缩还未到达顶点时，新的刺激已到达肌肉，于是肌肉在此基础上产生新的收缩，形成收缩力的叠加，曲线的锯齿形消失，即为完全强直性收缩。而动作电位由于历时很短，又有不应期存在，所以不会融合。

本实验用机械-电换能器将肌肉收缩的机械变化转变为电变化，在二道生理记录仪或计算机实时分析系统描记肌肉的收缩与动作电位，观察刺激强度和频率对骨骼肌收缩的影响，掌握骨骼肌动作电位与机械收缩同步记录的方法及其基本波形的判断。

二、实验对象

蟾蜍或蛙。

三、实验器材和药品

蛙类手术器械一套、平板肌槽、引导电极、机械-电换能器、电子刺激器、二道生理记录仪（或计算机实时分析系统）、任氏液等。

四、实验步骤

1. 制备蟾蜍或蛙坐骨神经-腓肠肌标本　按实验十五的方法制备坐骨神经-腓肠肌标本，将其放入任氏液中稳定10min，备用。

2. 连接装置　将标本固定于平板肌槽上，如图 16-1 连接装置。

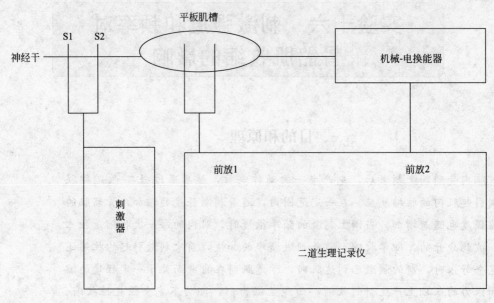

图 16-1　刺激强度及频率对骨骼肌收缩影响的装置

3. 仪器准备　二道生理记录仪调零，时间常数 DC，灵敏度 0.5～10mV/cm，滤波 30，增益 100。

4. 观察项目

(1) 电刺激强度对骨骼肌收缩的影响　用单次电刺激坐骨神经，记录骨骼肌收缩。刺激方式：单次刺激。记录仪纸速：1mm/s。刺激强度由低到高，寻找阈刺激，观察从阈刺激到最大刺激时，骨骼肌收缩强度的变化情况。

(2) 观察肌肉收缩与肌细胞动作电位的关系　对神经施加电刺激，记录动作电位与肌肉收缩。刺激方式：连续。频率：1 次/s。记录仪纸速：100mm/s。测量从动作电位开始到肌肉收缩开始的时间间隔，即肌细胞动作电位提前于机械收缩的时间。

(3) 电刺激频率的改变对肌肉收缩的影响　对神经施加电刺激。刺激方式：定时。时间：2s。频率：从 1 次/s 起，逐渐加快刺激频率。记录仪纸速：10mm/s。

随刺激频率的逐步加快，可先后产生单收缩、不完全强直收缩和完全强直收缩这三种基本波形。

五、注意事项

1. 在制备标本的过程中，注意勿损伤坐骨神经和腓肠肌。

2. 在实验过程中，应经常滴加任氏液于标本，以保持标本的湿润。

六、思考题

1. 刺激强度与骨骼肌收缩强度之间的关系是什么？
2. 为什么骨骼肌动作电位始终出现在机械收缩之前？
3. 骨骼肌收缩的几种基本波形改变与何种因素有关？

（杜斌　邱丽颖）

57 · 57 ·

实验十七 红细胞渗透脆性试验

一、目的和原理

目的：测定动物的红细胞对低渗溶液的脆性。

原理：将红细胞放置于等渗溶液中，红细胞的形态不发生改变。放置于高渗和低渗盐溶液中，红细胞的形态均出现改变。置于高渗液中，红细胞出现皱缩；置于低渗液中则发生膨胀，最后破裂，细胞内容物溢入血浆或溶液，这种现象称为溶血。

将血液滴入不同浓度的低渗盐溶液中，可以检查红细胞对低渗溶液的抵抗力。开始出现溶血现象的低渗盐溶液浓度，为该血液红细胞的最小抵抗力（0.40%～0.45% NaCl 溶液），而完全溶血则为该血液红细胞的最大抵抗力（0.30%～0.45% NaCl 溶液）。对低渗盐溶液的抵抗力小表示红细胞的脆性大，反之表示脆性小，最大抵抗力到最小抵抗力的范围称脆性范围。

二、实验对象

家兔。

三、实验器材

试管架、5ml 试管 10 支、2ml 吸管 2 支、注射器、1% NaCl 溶液、蒸馏水、枸橼酸钠。

四、实验步骤

（一）低渗盐溶液的配制

取试管 10 支，洗净烤干，用玻璃铅笔编号，排在试管架上，参照表 17-1 向各试管中加入 1% NaCl 溶液，然后再加入蒸馏水，每管溶液均 2ml。

表 17-1

项 目	试 管 号									
	1	2	3	4	5	6	7	8	9	10
1% NaCl/ml	1.40	1.30	1.20	1.10	1.00	0.90	0.80	0.70	0.60	0.50
蒸馏水/ml	0.60	0.70	0.80	0.90	1.00	1.10	1.20	1.30	1.40	1.50
NaCl 浓度/%	0.70	0.65	0.60	0.55	0.50	0.45	0.40	0.35	0.30	0.25

(二) 枸橼酸钠血的制备

家兔颈部解剖，剥离颈总动脉，插管，将血放入烧杯内，烧杯内事先加入 3.8% 枸橼酸钠溶液，血与枸橼酸钠溶液的比例为 9∶1，轻摇烧杯使之混匀。

五、观察项目

用注射器向每个试管内加入兔血一滴，用拇指堵住试管口，将试管颠倒 2~3 次（不要用力振荡，以免溶血），在室温下静置 1h，然后观察各试管的透明度，以判断是否溶血。

1. 试管内下层为混浊红色，上层为无色或淡黄色液体，说明红细胞尚未破坏。

2. 试管内下层为混浊红色，上层为透明淡红色，则表明红细胞部分溶解，才出现溶血的低渗盐溶液的浓度，为红细胞的最小抵抗力（最大脆性）。

3. 试管内溶液呈现透明红色，说明红细胞全部溶解，称为完全溶血，首先引起红细胞全部溶解的低渗盐溶液浓度，即红细胞的最大抵抗力（最小脆性）。

通过试验，记录红细胞的脆性范围。

六、思考题

1. 什么是红细胞的渗透脆性？
2. 测定红细胞渗透脆性时，应注意什么？
3. 简要说明红细胞渗透脆性试验的意义。

（杜斌　邱丽颖）

实验十八　影响血液凝固的因素

一、目的和原理

目的：观察 Ca^{2+} 和纤维蛋白原在凝血过程中的作用，增加对血液凝固机制的理解。

原理：血液在心血管内处于流动状态，不发生凝固，当血管破裂血液流出后，很快就会凝固，形成血块，这一现象称为凝血。凝血过程分为凝血酶原激活物形成、凝血酶形成与纤维蛋白形成三个步骤。

二、实验对象

家兔。

三、实验器材和药品

烧杯、毛刷、2％$CaCl_2$ 溶液、3.8％枸橼酸钠溶液。

四、实验步骤

1. 家兔颈动脉取血，方法同实验十四。

2. 烧杯内加入枸橼酸钠溶液 0.5ml，放血 4.5ml 于烧杯内混匀。

3. 放血 5ml 于烧杯内，用毛刷慢慢搅拌，血中出现丝状物缠于毛刷上，直到血中无丝状物为止。

五、观察项目

1. 取载玻片两片，分别滴加枸橼酸钠血和去纤维蛋白血 5 滴，10min 后用大头针挑是否有丝状物，如有丝状物表示血液凝固，观察两种血是否凝固。

2. 在两种血中各加 2％$CaCl_2$ 溶液 1 滴，15～20min 后观察血液是否凝固。

六、思考题

1. 用毛刷搅拌血液后，血液为什么不易凝固？
2. Ca^{2+} 在血液凝固过程中的作用是什么？

（杜斌　邱丽颖）

实验十九　血型鉴定

一、目的和原理

抗原与其相应的抗体混合，在含有一定浓度电解质的环境中，抗原、抗体结合形成大小不等凝集块的现象叫凝集反应。红细胞表面有 A 和 B 两种凝集原（抗原），血清中有相应的两种凝集素（抗体），当两种不同血型的血细胞与血清混合时，会发生凝集，根据血液与标准血清的凝集情况，可以判定血型。

二、实验材料

1. 人外周血红细胞。
2. 抗 A 及抗 B 标准血清。
3. 生理盐水。
4. 载物玻片，毛细吸管。

三、实验方法

1. 取清洁载玻片一张，用蜡笔画为三格，并注明号码。于第一格和第二格内各加一滴抗 A 及抗 B 标准血清，第三格滴加等量生理盐水。
2. 用无菌采血针刺破耳垂，用 3 支牙签取外周血分别加入第一格、第二格、第三格内。
3. 轻轻摇动玻片，经 1～2min 后用肉眼观察结果，出现红细胞凝集颗粒者，即为阳性反应；仍为均匀混悬液者，为阴性反应。如结果不够清晰，可将玻片放于低倍显微镜下观察。

四、观察项目

如只与抗 A 血清凝集则为 A 型；只与抗 B 血清凝集则为 B 型；与抗 A、抗 B 血清均凝集者为 AB 型；均不凝集者则为 O 型。

（杜斌　邱丽颖）

实验二十　蛙心灌流

一、目的和原理

目的：进一步了解离子、激素、神经递质对心脏活动的调节作用。

原理：离体蟾蜍心脏，在适宜的环境下，仍能保持自动的节律性活动。蛙心灌流是利用自动节律舒缩的蛙心，观察钠、钾、钙、肾上腺素、乙酰胆碱等对心脏的直接影响。

二、实验动物

蟾蜍。

三、实验器材和药品

万能支台、蛙心灌流套管、蛙心夹、线、棉球、烧杯、吸管、蛙板、蛙类手术器械、肌肉张力换能器、PC-lab 生物信号采集处理系统、任氏液、1：10000 肾上腺素溶液、1：10000 乙酰胆碱溶液、2％$CaCl_2$ 溶液、1％KCl 溶液。

四、实验步骤

（一）离体蛙心制备

取蟾蜍一只，用探针将脑和脊髓破坏，将蛙背位置于蛙板上，从腹中部向两侧肩部剪掉皮肤，并剪掉肌肉和胸骨，剖开胸腔，可见心脏，仔细打开心包膜露出心脏。在两个动脉干的后边穿过一条线，做好虚结，以备摘出心脏时作为结扎之用。

小剪刀在虚结上方左动脉干的根部剪一斜口，将盛有少量任氏液的蛙心灌流套管插入心室中，套管是否插入心室，可看套管中的任氏液液面是否随心搏而上下移动，如已进入心室，则将虚结的线结扎，用吸管洗净心室血液后，固定于套管的侧管上，将套管连同心脏提起，剪断与心脏相连的各动脉、静脉，摘出心脏。

（二）记录装置的准备

1. 根据标本收缩力的大小，选择适当的肌肉张力换能器，将肌肉张力换能器插入相应通道的输入插座。

2. 开机与启动 PC-lab 生物信号采集处理系统。

3. 将蛙心灌流套管固定在直角夹上，用蛙心夹夹在蛙心尖上，夹得不宜太多或太少，将蛙心夹用丝线连于肌肉张力换能器的受力片上。

4. 开始示波操作：点击"实验"→循环→蛙心灌流，点击"工具"→坐标滚动→将基线调至中央。

5. 标本功能状态正常稳定后即可开始实验，进入"记录状态"。每项实验结束点击"暂停记录"→在标记框内标记字符标记。

五、观察项目

1. 描记一段正常心搏曲线，观察心脏收缩的振幅及心跳频率。

2. 向蛙心灌流套管内滴加 1 : 10000 肾上腺素溶液 0.2ml，观察心脏搏动曲线有何变化。

3. 把蛙心灌流套管内含有肾上腺素的溶液吸出，用任氏液冲洗三次，放入新的任氏液。而后，向蛙心灌流套管内滴加 1 : 10000 乙酰胆碱溶液 0.2ml，观察心脏搏动曲线有何变化。

4. 依次加入 $2\%CaCl_2$ 溶液 0.1ml、$1\%KCl$ 溶液 0.1ml，观察心脏搏动曲线有何变化。

六、思考题

1. 判断蛙心灌流套管插入心室腔的标准是什么？

2. 滴加 2% 的 $CaCl_2$ 后，离体蛙心活动发生什么变化？机理如何？

3. 滴加 $1\%KCl$ 后，离体蛙心活动发生什么变化？机理如何？

4. 滴加肾上腺素后，离体蛙心活动发生什么变化？机理如何？

5. 滴加乙酰胆碱后，离体蛙心活动发生什么变化？机理如何？

（杜斌　邱丽颖）

实验二十一　影响心输出量的因素

一、目的和原理

本实验目的在于利用离体灌流蟾蜍心脏，观察改变心率和心室前、后负荷及药物对心输出量的影响。

心输出量是衡量心功能的直接指标，每分心输出量取决于每搏输出量的多少和心率的快慢。在一定范围内，随着心率增加，心输出量也增加。但心率过快，心舒期缩短，心脏充盈量不足，心输出量反而减少。每搏输出量则受前负荷（即心室舒张末期充盈量）、后负荷（心肌收缩后所遇到的阻力即大动脉血压）和心肌收缩性能的影响。

二、实验对象

蟾蜍（或蛙）。

三、器材与药品

蛙类手术器械、阻力管、万能支架、恒压管、玻璃梯度管、搪瓷杯、烧杯、10ml 量筒、任氏液、棉花、线、尺、1：10000 肾上腺素、1：100000 乙酰胆碱。

四、方法与步骤

破坏蟾蜍脑和脊髓。

仰卧固定：将蟾蜍仰卧固定于蛙板上。

打开胸腔，暴露心脏，用镊子提起心包膜，仔细用剪刀将其剪开。

分离左、右侧主动脉并在其下穿线，绕该动脉做一松结，以备结扎插管之用。

下腔静脉插管：用玻璃针穿在主动脉下面，把心脏倒翻向头部，这时就能看到静脉窦与下腔静脉（或称后腔静脉）。用镊子将多余的连在下腔静脉上的心包膜剪去（必须注意，膜与下腔静脉的交界处不很明显，剪去时不可损及静脉）。仔细识别下腔静脉（通常能看到两根）。依靠镊子将一根用任氏液润湿的线穿过下腔静脉的下方，绕该静脉做一松结，以备结扎插管之用。

用镊子夹住下腔静脉的少许上壁（如有几根，则可夹较粗的一根），用剪刀沿镊子下缘剪一小孔，随即把与恒压管相连的皮管的玻璃插管（事先将皮管以上的夹子打开）插入静脉，并用已穿好备用的线加以结扎（尽量向背部方向打结，勿损伤静脉窦）。

主动脉插管：在主动脉球上方剪一裂口，以使血液尽量流出，将其中一根线再穿过主动脉下面，并将两线做结，这样便把除主动脉（如下腔静脉）以外的全部血管扎住。用镊子夹住右侧主动脉裂口向心端的少许上壁，将与玻璃梯度管相连的玻璃管插入主动脉的向心端内，即行结扎。

至此，恒压管中的溶液即可经心脏而由玻璃梯度管的侧管中流出。调整恒压管和玻璃梯度管的位置，使恒压管的侧管口（以下称零点）高于心脏3cm，玻璃梯度管的侧管1与蟾蜍心脏处于同一水平，塞住侧管1。在这种情况下，溶液输入心脏时即有一定压力，而心脏的输出溶液就可经过侧管2流出，亦即必须克服一定阻力之后才能流出（侧管1到侧管2之间的水柱压就是心脏的后负荷）。

恒压管流出的液体代表回心血量。如提高恒压管，则液体流量增加，表示回心血量增加；反之，降低恒压管，液体流量即减少，代表回心血量减少。侧管高度代表外周阻力，如将侧管2也堵住，使溶液必须由侧管3流出，就表示外周阻力增加。心缩力量的大小，可由每搏所做功来衡量。功的计算公式是：

$$功 = 水柱高度 \times 每搏输出量$$

其中水柱高度即玻璃梯度管侧管1到溶液流出侧管间的距离，每搏输出量可由每分心输出量与心跳频率来计算。如水柱以cm为单位，每搏输出量以ml（g）为单位，则每搏功的单位为ml·cm或g·cm。

五、实验项目

1. 观察前负荷改变时心输出量的变化：固定后负荷于4cm H_2O（即开启侧管2），调节万能支架的升降旋钮，使恒压管零点分别高于心脏3cm、5cm和8cm，同时收集每分心输出量，观察有何改变。

2. 观察后负荷改变时心输出量的变化：固定前负荷于3cm H_2O，分别松开侧管2、3、4，同时夹其余各侧管，使灌流液分别从侧管2、3和4流出，收集每分心输出量，观察有何变化。

3. 观察心肌收缩力改变时心输出量的变化：固定前负荷为3cm H_2O，后负荷为4cm H_2O（即开启侧管2）。

（1）从恒压管侧管加入1：10000肾上腺素1～2滴后，收集每分心输出量，记录心率。

（2）持续灌流一会儿，待心脏活动恢复正常后，加入1：100000乙酰胆碱1～2滴，观察心缩力、心率和心输的量有何变化。

各记录结果填入表 21-1 中。

表 21-1

影响因素		恒压管/cm	玻璃梯度管(侧管口)	心率	心输出量
前负荷		3	侧管 2 口		
		5	侧管 2 口		
		8	侧管 2 口		
后负荷		3	侧管 2 口		
		3	侧管 3 口		
		3	侧管 4 口		
收缩能力	正常对照	3	侧管 2 口		
	肾上腺素	3	侧管 2 口		
	乙酰胆碱	3	侧管 2 口		

注：恒压管这一列代表：恒压管零点分别高于心脏 3cm、5cm 和 8cm。

六、注意事项

1. 实验过程中，切勿损伤静脉窦。
2. 心脏表面应经常滴加任氏液，保持湿润。
3. 输液皮管内的气泡一定要排尽，才能向心脏输液。
4. 整个实验过程中，管道不要扭曲。

七、思考题

1. 结合实验结果讨论改变前负荷、后负荷对心输出量有何影响，其机制如何？
2. 试述肾上腺素、乙酰胆碱对心输出量有何影响及其机理。

（杜斌　邱丽颖）

实验二十二　心血管活动的神经体液调节

一、目的和原理

以动脉血压为指标，观察整体情况下一些神经体液因素对心血管活动的调节。

心脏和血管受神经、体液和自身调节机制的调节。神经调节是指中枢神经系统通过反射调节心血管的活动。各种内外感受器的传入信息进入心血管中枢后，经过中枢的整合处理，改变了交感与副交感传出神经的紧张性活动，进而改变心输出量和外周阻力，使动脉血压得以调节。支配心脏的交感神经兴奋时，末梢释放去甲肾上腺素，激活心肌膜上的β受体，使心率加快，心肌收缩力加强，心内兴奋传导加速，从而使心输出量增加；支配心脏的迷走神经兴奋时，末梢释放乙酰胆碱，激活心肌膜上的M受体，引起心率减慢，心房肌收缩力减弱，房室间传导速度减慢，从而使心输出量减少。支配血管的植物性神经主要是交感缩血管神经，它兴奋时末梢释放去甲肾上腺素主要与血管平滑肌细胞膜上的α受体结合，使平滑肌收缩，血管口径变小，外周阻力增大，血压升高。

心血管活动还受到许多体液因素的调节。肾上腺素和去甲肾上腺素是其中两种主要的调节因素。肾上腺素对α受体与β受体都有激动作用，可使心跳加快加强，心输出量增加。肾上腺素对血管的影响要看所作用的血管壁上哪一类受体占优势，一般来说，在整体情况下，小剂量肾上腺素主要引起体内血液重分配，对总外围阻力影响不大，但大剂量肾上腺素可使外围阻力明显升高。去甲肾上腺素主要激活α受体，所以其作用主要是引起外围血管的广泛收缩，通过增加外围阻力而使动脉血压升高，对心脏的直接作用较小，而且外源给予时常因明显的升压作用而引起反射性心率减慢。

二、实验动物

家兔。

三、实验器材

兔解剖台、兔手术器材一套、动脉套管、压力换能器、动脉夹、双凹夹、铁支架、双极保护电极、注射器、丝线、PC-lab 生物信号采集处理系统、20％乌拉坦、肝素、1∶10000 肾上腺素、1∶10000 去甲肾上腺素。

四、实验步骤

(一) 麻醉与固定

取一只健康家兔，称量体重。用 20％乌拉坦（5.0ml/kg）耳缘静脉缓慢注射。注射过程中需注意检查肌肉的紧张性、角膜反射和皮肤夹捏反应，这些活动明显减弱时，即可停止注射麻醉药。麻醉后，背位固定于兔解剖台，颈部备皮。

(二) 手术

1. 切皮：在颈部由甲状软骨开始沿正中线切开皮肤 3～4cm，并切开浅筋膜，露出颈部肌肉。

2. 找出颈动脉鞘：于右侧胸锁乳突肌、胸骨舌骨肌之间，用止血钳向深部分开两侧肌肉，即可看到颈动脉鞘。

3. 剥离颈总动脉、迷走神经、交感神经及减压神经：用玻璃勾或无勾小镊子，轻轻划开右侧颈动脉鞘 2～2.5cm 长，此时注意不要划断血管分支。其神经、血管的排列情况：内侧为颈总动脉，外侧粗的为迷走神经，交感神经粗细居中，减压神经最细且常与交感神经紧贴在一起。一般先分离颈总动脉，然后再分离迷走神经、减压神经，分离 2cm 左右，各穿过两条湿润的细线，以便切断或刺激时用。

用同样的方法找出左侧颈总动脉，分离 2～3cm 长，并在动脉下方穿过两条湿润的线，以备插套管时结扎用。

(三) 连接压力换能器

将压力换能器插头连到相应通道的输入插座，压力腔内充满肝素液体，排除气泡，与动脉插管相连。

(四) 开机并启动 PC-lab 生物信号采集处理系统

(五) 开始示波操作（定标教师完成）

1. 点击"PC-lab 生物信号采集处理系统"→动脉血压。
2. 点击"工具"→将基线调零。

(六) 插动脉套管

将已分离出的左侧动脉头端结扎，在近心端用动脉夹将动脉夹闭，阻断血流。在结扎处与动脉夹之间用锐利的眼科剪刀逆血流方向将动脉剪一斜口，其深度小于血管口径的一半为适宜，用医用纱布将血擦干净，然后用镊子轻提剪口上部之血管壁尖，将动脉套管沿向心方向插入动脉内，以事先做好虚结的线结扎。为防止套管滑脱，再将此线系在套管的侧管上。此时注意：①保持套管与动脉方向一致，以免套管穿破血管造成大出血；②压力换能器应与心脏同一水平。

五、观察项目

1. 记录正常血压曲线。待血压平稳后，点击"开始记录"进入记录状态。

2. 夹闭颈总动脉：将备好的另一侧颈总动脉提起并用动脉夹夹闭，在夹闭的同时记录血压曲线。约 15s 后，放开动脉夹，恢复。

3. 刺激减压神经：刺激完整的减压神经，将神经干置刺激电极上，记录。同时分别刺激剪断后的减压神经中枢端、减压神经外周端。注意标上相应标记。

4. 刺激迷走神经外周端：结扎迷走神经近头处，并至结扎点的上方剪断迷走神经，将连线提起，把迷走神经外端、向心端置于刺激电极上。记录。

5. 注射去甲肾上腺素：抽取 1：10000 的去甲肾上腺素 0.3ml，选取下缘静脉的适当部位准备注射，同时观察血压变化。

6. 注射肾上腺素：同理，由耳缘静脉注射 1：10000 的肾上腺素 0.3ml，观察血压变化。

六、注意事项

1. 麻醉注射要缓慢。

2. 每项实验后，应待血压基本恢复并稳定后再进行下一项。

3. 实验结束后，必须先结扎颈总动脉近心端，再拆除动脉套管。

七、思考题

1. 阻断一侧颈总动脉，血压有何变化，为什么？

2. 刺激完整的减压神经及其中枢端均可引起血压下降，而刺激该神经外周端血压基本不变，为什么？

3. 刺激迷走神经外周端引起血压变化的机理如何？

4. 为什么要预先切断迷走神经后，再刺激其外周端？

5. 静脉注射肾上腺素或去甲肾上腺素引起血压变化的机理如何？

（杜斌　邱丽颖）

实验二十三　呼吸运动的调节

一、目的和原理

目的：观察某些因素对呼吸运动的影响及膈肌活动时的生物电现象。

原理：呼吸运动能够有节律地进行，并能适应机体代谢的需要，是由于体内呼吸中枢调节的缘故。体内外各种刺激可以作用于中枢或经不同的感受器反射性地通过膈神经和肋间神经影响呼吸肌尤其是膈肌的活动。

二、实验动物

家兔。

三、实验器材和药品

兔手术器械、兔手术台、气管套管、压力换能器、电极、PC-lab 生物信号采集处理系统、生理盐水、20％乌拉坦。

四、实验步骤

（一）手术操作

家兔称重，由耳缘静脉注射 20％乌拉坦 5.0ml/kg，麻醉后背位固定于手术台上。颈部备皮，剪去颈部的毛，沿颈部正中切开皮肤，分离气管，备线，同时分离左右双侧迷走神经备用。在甲状软骨下约 2cm 处，在两气管环间剪开 1/2 圆周的口，再向上正中切断两个软骨环使切口呈"⊥"形，擦去血液后将气管套管插入气管内，用线缚紧。

（二）记录装置的准备

1. 将压力换能器插头连到相应通道的输入插座。
2. 开机并启动 PC-lab 生物信号采集处理系统。
3. 开始示波操作：点击 "PC-lab 生物信号采集处理系统"→待呼吸曲线平稳后，点击 "开始记录" 进入记录状态。

五、观察项目

1. 记录正常呼吸曲线及膈肌电变化。
2. 缺氧：夹闭气管侧管 10s 松开，观察呼吸变化。
3. 吸入 CO_2 增多：将装有 CO_2 的球囊管口接近气管侧管，观察呼吸变化。
4. 增大无效腔：将一段长橡皮管与气管套管侧管相接，观察呼吸变化。
5. 剪断迷走神经：切断单侧迷走神经，观察呼吸变化。稍后，切断另侧迷走神经，观察呼吸变化。

六、思考题

1. 缺氧和 CO_2 能引起呼吸运动加强加快，为什么？
2. 增加无效腔时，呼吸运动有何变化？为什么？
3. 切断迷走神经后对呼吸有何影响？为什么？

（杜斌　邱丽颖）

实验二十四　影响尿液生成的因素

一、目的和原理

尿生成的过程包括肾小球的滤过、肾小管的重吸收和分泌排泄过程，凡影响上述过程的因素都可以引起尿量的改变。本实验在麻醉条件下观察这些因素对尿生成的影响。

在麻醉兔身上进行急性实验，为直接观察肾脏生成尿量的变化，将插管直接插入输尿管或膀胱以引出尿液。观察增加血容量、高渗糖、硫酸钠、垂体后叶素对尿生成的影响。

二、实验对象

家兔。

三、实验器材

兔解剖台、兔手术器械、输尿管插管或膀胱插管、秒表、注射器（20ml、5ml、1ml）、培养皿、烧杯。

四、实验药品

20％乌拉坦、生理盐水、20％葡萄糖、10％Na_2SO_4、垂体后叶素。

五、实验步骤

1. 麻醉与固定：用 20％乌拉坦，剂量 5.0ml/kg，从兔耳缘静脉注射，进行麻醉。将兔背位固定，剪掉下腹部的毛。

2. **膀胱或输尿管手术**

（1）**膀胱插管法**：在耻骨联合上 1cm 处，沿腹部正中切开皮肤长约 4cm，然后在腹白线处切开腹壁，用止血钳挑起腹膜，用剪刀剪开，将膀胱拉出腹腔，在其背面游离端做一荷包缝合，在缝线中心做一小切口，插入膀胱插管，结扎缝线以关闭膀胱切口。用温热的生理盐水纱布盖住腹部切口，保持腹腔内温度。

（2）输尿管插管法：按膀胱插管法切开腹壁，拉开膀胱。沿膀胱找到两侧输尿管后，用线将输尿管近膀胱端结扎，在结扎处上部剪一斜口，将充满生理盐水的细塑料管或玻璃制的插管向肾脏方向插入输尿管内，用线结扎固定，用小铁丝架好输尿管插管，以保持插管不扭曲。注意在插管时不要使输尿管扭转，以免妨碍尿液流出。

六、观察项目

1. 计数正常每 3min 尿量滴数，共数三次，求平均值，以做对照之用。
2. 由耳缘静脉注温热的生理盐水 20～30ml，观察尿量有何变化。
3. 耳缘静脉内注射 20% 葡萄糖溶液 10～20ml，计数每 3min 尿量。
4. 耳缘静脉内注射 10% Na_2SO_4 溶液 5ml，计数每 3min 尿量。
5. 耳缘静脉内注入垂体后叶素 5U，观察尿量有何变化。

七、注意事项

1. 实验前兔多食蔬菜，或从胃灌水，每千克体重给水 20～30ml，水温 20～25℃为宜。
2. 本实验需多次从静脉注射，故应注意保护耳缘静脉，注射时可从耳尖开始，逐步移向耳根。
3. 腹部切口不可过大。剪开腹膜时避免损伤内脏。

八、思考题

1. 静脉注射大量生理盐水时尿液增多的机理是什么？
2. 静脉注射葡萄糖液尿量发生什么变化，为什么？
3. 静脉注射 Na_2SO_4 尿量发生什么变化，机理是什么？
4. 静脉注射垂体后叶素，尿量有何改变，机理是什么？

（杜斌　邱丽颖）

实验二十五　肠管平滑肌生理特性

一、目的和原理

目的：观察哺乳动物胃肠平滑肌的一般特性，学习哺乳动物离体器官实验的一种方法。

原理：哺乳动物的胃肠平滑肌有自动节律性，只要保持适宜的温度，在充有氧气的营养液中，就能产生节律兴奋和收缩。

二、实验对象

家兔。

三、实验器材

恒温平滑肌槽、氧气袋、培养皿、注射器、PC-lab 生物信号采集处理系统、肌肉张力换能器、针线、手术剪等。

四、实验药品

台氏液、1∶10000 肾上腺素、1∶10000 乙酰胆碱。

五、实验步骤

1. 先装好一套恒温平滑肌槽，水温加热到 28℃。将其连接氧气袋，调节恒温平滑肌槽的给氧按钮，使气泡一个接一个地不断通至恒温平滑肌槽，通氧速度每分钟 30～40 个气泡。

2. 用木棒击兔的头部，使其昏迷后，剖开腹腔，先在左上腹找到胃，然后找出幽门部及十二指肠，在近十二指肠端取 2～3cm 小肠一段。在取出之前，先将与该段小肠相连的肠系膜血管结扎，再将拟取下的肠段的两端分别用线结扎，然后用剪刀自结扎内侧剪断，立即放入盛有台氏液的培养皿中，用滴管冲出内容物，在小肠两端备线，其中一端结一线套，吊在标本气管的弯头处，将标本气管同小肠一起放入浴管中，小肠的另一端连线系于肌肉张力换能器上。

3. 记录装置的准备

① 将肌肉张力换能器插头插入通道1中。

② 开机并启动 PC-lab 生物信号采集处理系统。

③ 开始示波操作：点击通道1右侧控制参数区→张力。

4. 将已制备好的标本用丝线系于肌肉张力换能器的受力片上，调节肌肉张力换能器的水平位置，紧拉丝线，给标本以一定量的前负荷，可由基线上升高度得出。

5. 观察屏幕上记录的图形，待稳定后，点击"开始记录"开始实验。

六、观察项目

1. 记录肠段在28℃台氏液中的活动情况。

2. 记录肠段在28～38℃之间的活动变化，每升高2℃，记录一段肠的活动情况。

3. 滴加肾上腺素：待台氏液温度稳定于38℃后，抽取1：10000肾上腺素0.1ml，直接滴加于麦氏浴管中的台氏液中（切记不要碰在管壁上），观察肠管活动变化。作用出现后，放掉浴管中台氏液，更换浴管中的台氏液，冲洗3～4次。

4. 滴加乙酰胆碱：待肠段恢复正常活动后，抽取1：10000乙酰胆碱0.1ml，同理，记录肠段收缩曲线的变化。

附：正常肠管运动的分析。正常肠管平滑肌有自动节律性，在适宜的条件下，可以进行一缩一舒的节律性活动，曲线的振幅代表肌肉收缩的强度，曲线的密度代表收缩的频率。同时，因为肠管平滑肌还有持续性收缩（紧张性），所以曲线的水平位置代表平滑肌的紧张性，曲线上升表示紧张性上升，曲线下降代表紧张性降低。如果曲线高度上升，节律消失，表示平滑肌发生强直收缩（痉挛）。如曲线下降，节律消失，表示肌肉收缩停止。

七、思考题

1. 改变台氏液温度，肠管活动会有什么变化，为什么？

2. 滴加肾上腺素后，肠管活动会出现什么变化，为什么？

3. 滴加乙酰胆碱后，肠管活动有什么变化，为什么？

（杜斌 邱丽颖）

实验二十六　人体动脉血压的测量

一、目的和原理

使学生初步掌握测量人体动脉血压的方法，了解体位对血压的影响。

动脉血压是动脉血液对其管壁产生高于大气压的侧压力，是血液动力学重要指标之一，测量动脉血压具有重要临床意义。人体动脉血压的测量是用充气的橡皮袋——袖带，由体外加压到足以使其下深部动脉压闭的程度，然后放气，逐步降低袖带内压，当袖带内压等于或略低于动脉最高压力时，血流以湍流形式通过压闭区进入远端血管，于是用听诊器于心缩期可在远侧血管壁听到震颤音，并可触及脉搏，此时袖带内压即为收缩压；继续缓慢放气，袖带内压逐渐下降，当其内压等于或略低于舒张压时，血管处于完全张开状态，失去造成湍流的因素而无声响，此时袖带内压为舒张压。收缩压与舒张压均可由血压计的检压部分测出，以 mmHg（1mmHg＝133.322Pa）为单位表示。

二、实验对象

每实验小组的同学，互相测量，既做受试者，又做测试者。

三、实验器材

1. 人用诊察床和床单、枕头各一个。
2. 血压计。血压计常用的有两种，即水银柱式和表式。表式血压计携带方便，其准确性不易保证。两种血压计都包括三部分：袖带、用以充气加压的橡皮球、检压计。

世界卫生组织（WHO）对袖带长度与宽度都有明确规定，其长度以能绕上臂一周加上 20% 周为准，其宽度 14cm 的用于大人、7cm 的用于小孩。袖带过宽测出的血压值往往偏低，袖带过窄测出的血压值往往偏高，只有按 WHO 规定制备袖带，才能保证血压测定的准确性。

四、实验步骤和观察项目

（一）检查所用血压计是否规范、标准

使用血压计前，测试者必须检查血压计的袖带宽度是否符合 WHO 标

准，即成人用的为 14cm，小孩用的是 7cm。

检查血压计的检压部分是否准确。具体做法是：当袖带内与大气相通时，若检压计的水银柱液面在零刻度处，其检压部分不需校正；若水银柱液面低于零刻度，可用滴管将水银加入水银贮池内；若水银柱液面高于零刻度，可减少水银贮池内的水银，使水银柱液面正好在零刻度处。

（二）正式测压前，先令受试者静坐 10～15min，以排除活动、精神因素对血压的可能影响

（三）测量血压过程中的具体步骤（坐位测量血压的方法）

1. 受试者脱去外衣，只穿宽松单内衣。室温太低时可披上外衣，以防受凉。受试者裸出右臂，前臂平伸，置于检查桌上，其上臂中段与心脏必须处在同一水平。

2. 测试者将血压计袖带卷缠在受试者距肘窝上方 2～3cm 处，不能缠得太紧，但也不能缠得过松，以能够在袖带下放入两个手指为度。

3. 用指触摸肘窝肱动脉，在搏动最明显处放置听诊器胸件，并用左手轻压听诊器胸件。

4. 右手握住橡皮球，并用右拇指和食指顺时针方向扭动橡皮球的螺旋，以关闭"活门"；然后连续多次挤橡皮球，可见检压计的水银柱不断上升，当其液面停止上下波动时，再加压使其再上升 40mmHg，然后，逆时针方向扭动橡皮球螺旋，轻轻打开活门放气，检压计水银柱逐渐下降。当听诊器听到微弱、清晰的短促声时，此时水银柱液面高度代表收缩压。

5. 继续由活门放气，压力缓慢下降，听诊的声音由弱到强，然后又由强变弱时的血压为舒张压。

（四）卧位测量血压的方法

除了受试者体位改为仰卧位外，其余均与坐位法测量血压方法相同。应该注意卧位法与坐位法测得血压的差异。

上述两法属听诊法测量血压。

（五）触诊法

触诊法是测量血压的另一种方法，一般在测试者身边无听诊器时采用或作为听诊法的辅助方法。但这种方法不如听诊法精确，而且只能测知收缩压，不能测知舒张压。

触诊法具体步骤是：测试者左手食指、中指和无名指分别放在受试者桡动脉"寸关尺"三个部位，触到桡动脉搏动；另一只手（右手）握住血压计的橡皮球，关闭其活门，然后不断挤压球体，使袖带内压上升，当袖带内压超过动脉收缩压时，桡动脉搏动消失，由球体活门放气，缓慢使袖带内压下降，桡动脉出现搏动收缩时，检压计汞液面高度即为动脉收缩压。

五、注意事项

1. 本实验以坐位法为主，部分同学可同时做卧位法的血压测量，并比较、观察体位对血压的影响。

2. 为确保血压测量的准确无误，每位受试者必须被测试者检测两次以上。

3. 橡皮球加压的时间不能太长，尤其水银柱高度在收缩压以上时应尽快放气降压，以免受试者前臂长时间缺血或无血，引起组织缺氧受损或麻木等异常感觉。

4. 不论采用什么方法测量血压，测量部位与心脏必须在同一水平。

5. 少数人，尤其脉压差过大者，在血压计下降到零度时，用听诊器仍可听到血管声音，因此对于这样受试者以血管声音消失时汞柱高度作为舒张压显然是错误的，而以血管声音由强变弱时汞柱高度才是真正舒张压。

6. 触诊法可作为听诊法测量血压的辅助方法，可帮助检测者对听诊法测得的收缩压值作出评估。

六、思考题

1. 左右臂肱动脉血压以及坐卧位血压是否完全一致？为什么？

2. 测量血压时，为什么听诊器的胸件不能放在压脉带下？

3. 测量血压时，将检压计水银柱充气到多少 kPa 为宜，为什么？

4. 为什么不能在短时间内反复多次测量血压？

（杜斌　邱丽颖）

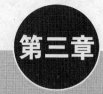

第三章

疾病学基础实验

实验二十七 实验性缺氧

一、目的要求

1. 复制低张性、血液性缺氧动物模型。
2. 观察机体不同机能状态对缺氧耐受性的影响。

二、实验动物

小白鼠。

三、仪器与试剂

一氧化碳（CO）发生装置一套、125ml 带密封胶塞的广口瓶、1ml 注射器、吸管、小烧杯、酒精灯、剪刀、镊子、钠石灰、甲酸、浓硫酸、5％亚硝酸钠、1％咖啡因、0.25％氯丙嗪、1％美蓝。

四、观察指标

1. 呼吸频率、幅度。
2. 存活时间（min）。
3. 皮肤黏膜和血液（肝脏）颜色。
4. 一般状态、行为。

五、原理与方法

1. 低张性缺氧
（1）取体重相近的小白鼠 2 只，分别作以下处理。
甲鼠：腹腔内注入生理盐水 0.1ml/10g。
乙鼠：腹腔内注入 0.25％氯丙嗪 0.1ml/10g。
（2）上述处理 5min 后，将小白鼠分别放入装有 5g 钠石灰的广口瓶内，然后塞紧瓶塞。开始计时，观察并记录上述指标，以后每 3min 重复观察上述指标一次，直至动物死亡。
（3）动物尸体解剖，观察肝脏和血液的颜色。

2. 一氧化碳中毒性缺氧

（1）将装有小白鼠的广口瓶与 CO 发生装置连接。

（2）用吸管吸取甲酸 3ml 放入试管后，再沿试管壁缓慢加入浓硫酸 2ml，立即塞紧瓶塞，仔细观察和记录小白鼠上述指标变化。

反应式：$HCOOH \longrightarrow H_2O + CO \uparrow$

注：可用酒精灯适度加热，以加快反应速度。但不可过热，以免 CO 产生过多过快。

3. 亚硝酸钠中毒性缺氧

（1）取小白鼠 2 只，观察正常表现后，分别向腹腔内注射 5% 亚硝酸钠 0.3ml，其中 1 只在注射亚硝酸钠后，立即腹腔注射 1% 美蓝溶液 0.3ml，另一只注入生理盐水 0.3ml 作为对照。

（2）每 3min 观察和记录上述指标一次，直至小白鼠死亡。将尸体编号留待解剖。

六、注意事项

1. 实验小白鼠体重应相近。

2. 必须保证缺氧装置完全密闭，可用凡士林涂在瓶塞外以加强密封效果。

3. 小白鼠腹腔注射应在左下腹进行，勿损伤肝脏。

七、预习要求

1. 掌握各型缺氧的特点及对机体的影响。

2. 了解条件因素在缺氧发病中的重要性及其临床意义。

八、思考题

1. 低张性、血液性缺氧血氧变化各有何特点？

2. 上述 2 种类型的缺氧皮肤、黏膜颜色有何不同？为什么？

3. 在神经系统机能处于兴奋或抑制的条件下，小白鼠缺氧时表现有何不同，这种特点对临床有何实用意义？

4. 试述各型缺氧的发生机制。

（杜斌　储敏）

实验二十八　实验性失血性休克

一、目的和任务

1. 了解失血性休克动物模型的复制方法。
2. 观察失血性休克时的主要体征及血流动力学变化特点。
3. 探讨失血性休克的发病机理及救治措施。

二、实验动物

家兔。

三、仪器与试剂

PC-lab 生物信号采集处理系统、动物手术器械一套、静脉输液装置一套、10ml 量筒一个、注射器（2ml、5ml、10ml、30ml）、针头若干、20％乌拉坦、1％肝素、1％去甲肾上腺素、生理盐水、10％葡萄糖水注射液。

四、观察指标

动脉血压（Bp）、呼吸（频率、幅度）、心率。

五、手术操作

（1）家兔称重后，腹腔注射 20％乌拉坦 5ml/kg 进行麻醉，将动物仰卧固定在实验台上，颈部剪毛备皮。

（2）从甲状软骨至胸骨切迹之间切开颈部正中皮肤，切口长度约 5cm。

（3）翻开右侧皮肤，即可见颜色暗红且较粗大的颈外静脉。由于静脉血管壁很薄且不易与筋膜区分，因此应使用血管钳沿血管走行方向小心钝性分离，尽可能将血管外层筋膜分离干净。分离了 2～3cm 的右侧颈外静脉后，穿双线备用。

注意：切勿使用刀、剪等锐利器械，以免刺破静脉血管，同时注意勿损伤颈外静脉的细小回流支。

（4）在气管左侧胸骨舌骨肌和胸锁乳突肌之间钝性分离，其深层即可见颈动脉鞘，触之有明显搏动感。以血管钳仔细分离出左侧颈总动脉（注意：勿损伤迷走神经），穿双线备用。

（5）由耳缘静脉注入 1‰肝素（1ml/kg），抗凝血。

（6）先用血管夹夹闭右侧颈外静脉的近心端，再用丝线结扎远心端，用眼科剪在靠近结扎处管壁上剪一小口（为血管直径的 1/4～1/3），仔细插入事先已注满生理盐水并排除气泡的静脉插管。小心调整角度，轻轻将插管插入静脉内，结扎固定。

（7）结扎左侧颈总动脉的远心端，再用血管夹夹闭其近心端，按如上方法插入颈总动脉插管，结扎固定，通过连接压力换能器，以测定动脉血液。结扎右侧颈总动脉插管放血备用。

六、实验方法

1. 动物稳定 10min 后，记录正常状态下的动脉血压（Bp）、呼吸（频率、幅度）、心率。

2. 由右侧颈总动脉插管放血，盛于 80ml 的小烧杯中。开始时每放血 10ml 即关闭开关，监测动脉血压变化，随着血压的下降，逐渐缩短放血时间和放血量，待血压降到 40mmHg（5.3kPa）左右停止放血。此时若血压回升，可继续少量放血，使血压维持于 40mmHg 左右 20～30min 后，即可造成失血性休克模型。记录失血量并连续观察失血过程中上述指标变化。

注意：由于放血时压力传感器一侧开关被关闭，因此此时系统显示的血压并不能代表体内的真实血压，必须停止放血后才能正确测得动脉血压的变化。切不可一次放血过多而造成动物死亡。

3. 随后由耳缘静脉缓注 1‰去甲肾上腺素（1ml/kg），观察和记录上述指标变化（重点记录血压上升的最高值及变化时间）。

4. 以 40～60 滴/min 的速度由静脉输入生理盐水，输液总量为失血量的 2～3 倍。每输液 50ml 即观察并记录各项指标的变化。

5. 另可根据休克的病理生理改变自行设计方案抢救。

七、注意事项

1. 操作中应尽量减少手术性出血，如有少量出血，切勿惊慌，可用生理盐水纱布压迫止血。

2. 插管内事先应加入少量肝素，以防凝血。

3. 动脉插管容易滑脱，故应结扎和固定牢靠。

八、预习要求

1. 掌握休克的发生机制、微循环障碍分期及主要表现。

2.掌握休克时机体器官功能的变化及其机制。

九、思考题

1.失血性休克时，血液动力学有何改变？
2.对失血性休克应如何进行抢救？请设计出一套抢救方案。

（杜斌　储敏）

实验二十九　急性右心衰竭

一、目的和原理

掌握急性右心衰竭模型的制备方法。观察复制过程中机体出现的表现，理解其发生机制。由耳缘静脉缓慢注入栓塞剂，经静脉回流至肺脏，并栓塞在肺循环，引起肺动脉高压，即右心室后负荷增加。如再输入大量生理盐水，使回心血量大大增加，则在后负荷增加的基础上，又增加了前负荷，右心功能则急剧衰竭，症状加重，甚至有腹水，直至动物死亡。

二、实验对象

健康成年兔，2.5kg 以上。

三、器材与试剂

兔手术台、哺乳动物手术器械、听诊器、注射器（20ml，5ml，1ml）、PC-lab 生物信号采集处理系统、生理盐水、液体石蜡、2.5％尼可刹米、肝素溶液。

四、步骤与观察

1. 兔称重，麻醉固定，20％乌拉坦，5ml/kg。
2. 颈部剪毛，做正中切口，钝性分离颈部组织，做左侧颈总动脉插管（连接动脉压换能器）与气管插管。
3. 右侧颈外静脉插管连上输液瓶。
4. 观察记录各项生理指标、心率、心音强度、肺部听诊（有无异常呼吸音）、动脉血压、循环时间（由耳缘静脉注射尼可刹米 0.2ml/kg，作标记，然后测量从标记到呼吸加深加快这段距离，即循环时间）。
5. 2ml 注射器吸取液体石蜡，按 0.5ml/kg 由耳缘静脉缓慢注射，同时密切观察血压的变化。
6. 复测记录 4. 的各项指标。
7. 待血压、呼吸稳定后，以 60 滴/min 的速度输入生理盐水，直至血压降到 8kPa 以下。

8. 复测记录 4. 的各项指标。

9. 动物死亡后，剖开胸、腹腔（注意不要损伤脏器与大血管），观察有无胸水、腹水、肠系膜血管充盈与脏器水肿。

五、注意事项

1. 液体石蜡注入速度要慢，否则易引起急性肺栓塞，很快死亡。
2. 外加因素或试剂时均要做标记。
3. 输入生理盐水过程中可适当加注些液体石蜡。
4. 测量动脉血压每次要观察与记录实验因素前与实验因素之后的数值。

六、思考题

本右心衰竭模型机体可出现哪几型缺氧表现？其机制是什么？

（杜斌　储敏）

实验三十　肝性脑病

一、实验目的

1. 掌握氨中毒复制肝性脑病动物模型的方法。
2. 探讨氨在肝性脑病发生机制中的作用。

二、实验原理

　　肝性脑病是继发于严重肝病的神经精神综合征。有关肝性脑病的发病机制有很多学说，其中之一是氨中毒学说。该学说认为由于肝细胞严重受损，使血氨生成增多而清除不足时，可使血氨增高。增多的血氨通过血脑屏障进入脑组织，通过干扰脑的能量代谢，使脑内神经递质发生改变以及抑制神经细胞膜等作用，引起脑的功能障碍，病人从而出现相应的症状和体征。本实验通过肝大部结扎的方法，人为地阻断肝脏的血流，造成肝细胞功能急性损伤，在此基础上再经消化道输注复方氯化铵溶液，使血氨水平明显升高，从而出现抽搐、昏迷等类似肝性脑病的临床症状。

三、实验对象

　　家兔。

四、器械与药品

　　常规手术器械、兔固定台、50ml注射器、棉线、1%普鲁卡因、复方氯化铵溶液（含2.5%氯化铵、1.5%碳酸氢钠、5%葡萄糖）、生理盐水。

五、步骤与方法

　　1. 取家兔一只，称重后仰卧位固定在兔台上，剪去腹部正中的被毛，沿上腹部中线用1%普鲁卡因做局部浸润麻醉。
　　2. 自胸骨剑突下，沿腹正中线做一长6～8cm的切口，分层局麻，钝性分离皮下组织，沿腹白线剪开腹壁，打开腹腔，暴露肝脏。用左手指腹向下轻压肝脏膈面，可见在肝与膈肌之间有一薄而透明、呈三角形的镰状韧带，小心将其剪断，以增加肝脏的游离度。观察正常的肝脏颜色，探查家兔肝脏的叶数。

3. 急性肝功能不全动物模型的制备——肝大部结扎：棉线用生理盐水浸湿后，沿肝左外叶、左中叶、右中叶和方形叶之根部围绕一周并结扎，以阻断大部分肝血流，造成家兔急性肝功能不全。由于右外叶和尾状叶之间门脉血管为独立分支，不会同时被结扎，因而得以保留。待上述肝叶变成暗褐色后用眼科剪在已结扎的肝叶上剪一小口，如无明显渗血，说明肝大部结扎成功，否则就要重新结扎。

4. 十二指肠插管：沿胃幽门向下找出一段十二指肠，在肠管下方血管稀疏处，用止血钳穿透肠系膜并穿两根线备用。用眼科剪在肠壁上剪一小口，将细导尿管顺远胃端方向插入肠腔约 6cm，直接连肠管一起结扎固定，防止插管脱落。近胃端也应用线结扎，以防胃内容物流出。然后将肠送回腹腔内，细导尿管另一端置于腹腔之外，用止血钳夹住腹壁，关闭腹腔。

5. 观察、记录家兔的一般情况、呼吸、角膜反射、四肢肌张力及对刺激（敲打兔台或用针刺）的反应。

6. 制备肝性脑病动物模型：用注射器每间隔 5min 向十二指肠插管注入复方氯化铵溶液 5ml，仔细观察家兔呼吸、肌张力等指标的变化，当出现全身性抽搐时停止注射。记录出现痉挛的时间和所灌注复方氯化铵溶液总量，并计算每千克体重的用量（ml/kg）。

7. 对照组：另取家兔一只，称重后固定于兔台上，腹部正中切口，打开腹腔，行肝大部结扎及十二指肠插管，术后每隔 5min 向十二指肠内注入 5ml 生理盐水，观察动物有无异常，并与注入复方氯化铵溶液的实验家兔进行比较分析。

六、注意事项

1. 游离肝脏和剪破镰状韧带的动作应准确、轻柔，以免肝叶破裂出血和损伤膈肌造成气胸；结扎肝叶应尽量靠近根部肝门处，以防拦腰结扎肝叶造成出血；结扎线松紧要适度，过紧可能造成肝叶撕裂而出血，过松达不到阻断血流的目的。

2. 十二指肠插管要插入一定深度，必须牢固固定，因家兔并为全身麻醉，以防实验中家兔挣扎或剧烈抽搐时插管滑脱，而使复方氯化铵溶液漏入腹腔。

3. 关闭腹腔前，检查液体注入管道是否通畅，有无渗漏（先推注 5ml 后再关闭腹腔）。

4. 动物经输入一定量氯化铵后，一般会出现抽搐，但由于动物未做全身麻醉，实验期间可能出现挣扎，而误判为抽搐。故实验中要注意与氨中毒抽搐的鉴别。

七、思考题

1. 从肠道注入复方氯化铵溶液为什么可使家兔的血氨升高？
2. 灌注复方氯化铵溶液后，家兔的呼吸如何变化？如何解释这些变化？
3. 家兔氨中毒后，发生昏迷的机理是什么？
4. 给家兔体内注入复方氯化铵溶液后，家兔出现痉挛的机制是什么？
5. 肠道灌注生理盐水的家兔是否出现异常表现？其实验结果有何意义？
6. 为什么本实验注入的是复方氯化铵制剂？
7. 你对本实验的实验设计思路、方法与步骤安排及救治原理设计等，有什么更好的想法与建议？

（杜斌　储敏）

参 考 文 献

[1] 徐峰. 人体解剖生理学实验. 北京：中国医药科技出版社，2008.

[2] 陈季强. 基础医学教程. 北京：科学出版社，2004.

[3] 高兴亚，汪晖. 机能学实验. 北京：科学出版社，2001.

[4] 沈岳良，郭益民. 现代生理学实验教程. 第2版. 北京：科学出版社，2003.

[5] 王德宝. 生理实验学. 第2版. 北京：人民卫生出版社，2005.